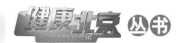

北京电视台《健康北京》栏目组／主编

Pojie Neifenmi Xuanji

破解
内分泌玄机

U0226427

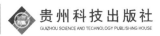

经济管理出版社
ECONOMY & MANAGEMENT PUBLISHING HOUSE

贵州科技出版社
GUIZHOU SCIENCE AND TECHNOLOGY PUBLISHING HOUSE

图书在版编目（CIP）数据

破解内分泌玄机 / 北京电视台《健康北京》栏目组主编 . —北京：经济管理出版社，2016.1
（健康北京丛书）
ISBN 978-7-5096-3416-5

Ⅰ . ①破… Ⅱ . ①北… Ⅲ . ①内分泌病—防治 Ⅳ . ① R58

中国版本图书馆 CIP 数据核字（2014）第 229349 号

图书在版编目（ＣＩＰ）数据

破解内分泌玄机 / 北京电视台《健康北京》栏目组主编 . — 贵阳：贵州科技出版社，2016.1
（健康北京丛书）
ISBN 978-7-5532-0322-5

Ⅰ . ①破… Ⅱ . ①北… Ⅲ . ①内分泌病 – 防治 Ⅳ . ① R58

中国版本图书馆 CIP 数据核字 (2014) 第 288260 号

策划编辑：杨雅琳
责任编辑：杨雅琳　胡　茜　袁　隽　熊兴平
责任印制：司东翔
责任校对：超　凡

出版发行：经济管理出版社
（北京市海淀区北蜂窝8号中雅大厦A座11层100038）
网　　　址：www.E-mp.com.cn
电　　　话：（010）51915602
印　　　刷：北京文昌阁彩色印刷有限责任公司
经　　　销：新华书店
开　　　本：720mm×1000mm /16
印　　　张：11.25
字　　　数：180 千字
版　　　次：2016 年 3 月第 1 版　2016 年 3 月第 1 次印刷
书　　　号：ISBN 978-7-5096-3416-5
定　　　价：48.00 元

健康北京丛书编委会

顾　问：

王彦峰　桑国卫　赵多佳　徐　滔

主　任：

张青阳　李小峰　杜　研

副主任：

宁文茹　陈　晔　施卫平　陈中颖　郭　颖　王　萌

委　员：

陆　平　赵　越　张晨曦　刘昭阳　徐梦白　武冠中

宋景硕　罗中苑　李梦瑶　阎成锴

专家介绍 ||||||||||

与北京市自然科学基金、国家自然科学基金、医学会基金等项目 5 项，发表学术论文 30 余篇，其中 SCI 论文 9 篇。

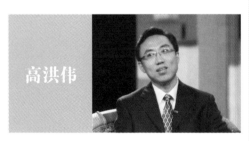

张能维，男，主任医师，教授，博士研究生导师，首都医科大学附属北京世纪坛医院副院长，兼肿瘤中心副主任，普通外科主任，腹腔镜中心主任和肥胖病治疗中心主任。兼任中国医师协会肥胖及糖尿病外科专业委员会副主任委员，中华医学会内分泌外科专业委员会委员，北京普通外科学会专业委员会委员。《普外腹腔镜手术学》主编、《外科手术学》副主编、《中国微创外科杂志》编委。1993 年开创了全国首例腹腔镜下直肠癌根治术，开展了各种高难的、全国领先的手术，如腹腔镜下甲状腺癌根治术、腹腔镜下胃减容、肠减容减肥手术、胃肠癌根治术，腹腔镜总例数达 6600 多例。

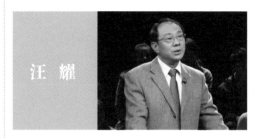

汪耀，男，北京医院副院长，老年医学部及内分泌科主任医师、教授。享受国务院政府特殊津贴，担任中央保健委员会会诊专家、中国老年保健医学研究会副会长、中华医学会北京医学会内分泌分会副主任委员、中国医院协会医疗康复机构管理分会常委、中国老年学学会老年医学委员会内分泌代谢专家委员会副主任委员、中国老年学学会肿瘤专业委员会副主任委员。从事临床工作 30 余年，积累了丰富的临床工作经验。对糖尿病、甲亢、脂代谢异常、痛风等内分泌代谢疾病有着丰富的诊断和治疗经验，在老年病尤其是老年内分泌代谢疾病的预防、诊断及治疗领域有一定的建树。作为课题负责人主持国家"十五"、"十一五"科技攻关课题及原国家卫生部重大行业专项基金等多项课题。担任多种专业杂志编委及审稿人，发表学术论文多篇，主编、参编《实用老年病学》、《实用糖尿病学》等多部老年医学和内分泌代谢病学专著。

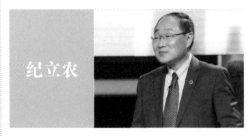

高洪伟，男，主任医师，硕士研究生导师，北京大学第三医院内分泌科行政副主任。长期从事胰岛细胞损伤和修复的研究。兼任中华医学会内分泌学分会性腺学组委员，北京市内分泌学会常委，北京内分泌医师协会常务理事，《中华糖尿病杂志》通讯编委，《中华高血压杂志》、《北京大学学报医学版》审稿专家。主持或参

纪立农，男，1986 年毕业于北京医科大学。

1993～1998年在哈佛大学Joslin糖尿病中心学习和工作。现任北京大学人民医院内分泌科主任，北京大学糖尿病中心主任，博士生导师。曾任第一届中国医师协会内分泌代谢医师分会会长，第四届北京市糖尿病专业委员会主任委员，第六届中华医学会糖尿病学分会主任委员。现任国际糖尿病联盟副主席，中华医学会糖尿病学分会前任主任委员，中国医师协会内分泌代谢医师分会副会长，中国老年保健医学研究会常务理事，中国老年保健研究会内分泌与代谢病分会副会长，中国医师学会循证医学委员会常务委员，世界卫生组织糖尿病定义、诊断和分型委员会顾问，国际糖尿病联盟亚洲西太平洋地区（IDF-WPR）糖尿病政策组成员。担任中国糖尿病杂志主编，中华糖尿病杂志副主编，*Journal of Diabetes Investigation* 执行编委。担任多家中外期刊编委、欧美同学会常务理事。

营养分会委员，北京营养学会临床营养分会副主任委员，北京中西医结合学会临床营养治疗专业委员会副主任委员，中华医学会糖尿病学分会教育管理学组委员，中国健康促进基金会中老年保健知识管理委员会副主任委员，北京糖尿病防治协会理事长，国家卫生计生委营养行业标准委员会"糖尿病营养膳食指导"负责人。担任多家学术期刊编委。共发表论文30余篇、SCI收录5篇，科普著作十余部。参加省部级科技成果奖3次。热心公共健康教育宣传，连续两年获得北京市好新闻评选，中央电视台《健康之路》共27次出席嘉宾，北京电视台《健康北京》9次讲解健康知识，搜狐、新浪、中国糖尿病网等多个网站进行视频宣传健康知识。从事学科：临床营养学。研究领域：肠外肠内营养学、老年病及代谢性疾病。研究内容：①各种疾病的肠外肠内营养支持及营养诊断的建立；②糖尿病与营养代谢相关问题的研究；③老年疾病的营养治疗。

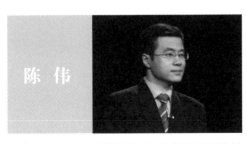

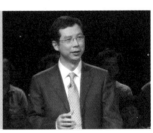

陈伟，男，中国医学科学院北京协和医院肠外肠内营养科副主任，副教授，副主任医师。北京协和医学院外科学硕士导师。1995年毕业于青岛大学医学院医学营养系，同年进入北京协和医院担任临床营养医师工作，内分泌硕士学位。2011年在美国排行第一的约翰·霍普金斯医院访问学者。现任中国医师协会营养医师专业委员会常委兼秘书长、中华医学会肠外肠内营养学分会老年学组副组长、中青年委员、欧洲肠外肠内营养学会会员，中国营养学会老年

杨金奎，男，教授、主任医师，医学博士，博士生导师。北京市人大代表，中国民主同盟中央委员。首都医科大学附属北京同仁医院内分泌科主任，糖尿病防治研究北京市重点实验室主任，首都医科大学内分泌与代谢病学系主任，北京市糖尿病防治办公室主任。现为中国医师协会全科医师分会副会长，中国医师协会内分泌与代谢病医师分会常委，中华医学会北京分会糖尿病专业委员会副主任委员。中华预防医学会慢病分会糖尿病学组组长。2001年被选拔为江苏省医学重点人才和江苏省医学重点学科

带头人，并被中共江苏省委选拔为新世纪学科带头人。2002年4月由中共北京市委组织部协助北京同仁医院办理人才引进北京同仁医院。长期致力于内分泌临床、教学、科研工作，在该领域有一定影响力。重点开展糖尿病微血管病变临床研究和糖尿病分子生物学与胰岛功能基础研究。任职北京市糖尿病防治办公室主任以来，为北京市糖尿病的群防群治做了大量工作。主持国家自然科学基金项目5项，北京市重大科技计划项目2项，国家973、863分课题3项。近5年以第一或通讯作者发表论文100余篇，其中，SCI论文26篇（包括3篇发表在本学科最有影响力的临床杂志 *Diabetes Care*）。曾作为第一获奖人获得省级科技进步奖3项。

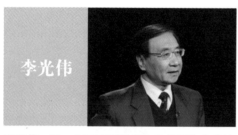

李光伟，男，中国医学科学院阜外医院内分泌和心血管病中心主任，中日友好医院国际医疗部名誉主任，内分泌首席专家，主任医师，教授。博士生导师。兼任中华医学会内分泌分会副主任委员，第七、第八届中华内分泌学会副主委。卫生部心血管防治研究中心专家组成员，国家卫生计生委疾病预防控制专家委员会委员、国家卫生计生委临床医生科普项目专家委员会委员。国家新药、进口药评审委员，国家科技奖、中华医学科技奖评审委员，国家继续医学教育项目评审委员，中央保健会诊专家等职。是中华内分泌代谢杂志副主编及中华内科杂志、中华高血压杂志等多家医学杂志编委。重点科研领域为糖尿病防治及胰岛素抵抗与高血压研究。完成卫生部科研课题多项，重点科研领域为糖尿病防治及胰岛素抵抗，是"大庆糖尿病20年

前瞻性研究的主要组织者和执行者"之一。其20年研究结果证明6年生活方式可在20年间减少糖尿病发生43%，并减少严重视网膜病变47%，主要成果发表于世界顶级杂志《柳叶刀》。该研究与美国及芬兰同类糖尿病预防一起被誉为世界2型糖尿病的一级预防里程碑式的研究。在1993年提出胰岛素敏感性指数，目前在国内胰岛素抵抗研究中广泛应用。在国内外核心杂志共发表文章200余篇。

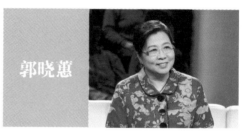

郭晓蕙，女，北京大学第一医院大内科副主任，内分泌科主任，主任医师，教授，博士生导师。主治内分泌和代谢，包括糖尿病及其并发症，甲状腺疾病和肾上腺疾病，内分泌性高血压，代谢综合征，高尿酸血症（痛风），内分泌性高血压，骨质疏松症等。是中华医学会北京分会内分泌学专业委员会主任委员，中华医学会内分泌学会第八届常委，中华医学会糖尿病学会第七届常委和教育管理学组组长，曾任中国医师协会内分泌代谢专科分会会长等。主要研究方向：糖尿病和肥胖胰岛素抵抗的发生机制及脂毒性对糖尿病慢性并发症的发生的作用机制和防治。承担国家"十五"攻关"糖尿病大血管并发症防治研究"课题。并参加多项国际多中心临床研究。以第二完成人身份参加的"游离脂肪酸在代谢综合的作用机制"研究获2003年北京市科学技术三等奖。2012年中华医学科技奖二等奖。

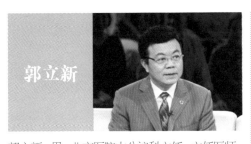

郭立新

郭立新,男,北京医院内分泌科主任,主任医师,教授,博士研究生导师。中央保健会诊专家、中华医学会糖尿病学分会常委兼副秘书长、北京糖尿病学会主任委员、北京医师协会内分泌分会副会长、中国医师协会内分泌代谢科分会常委兼副总干事、中华医学会老年医学分会内分泌学组副组长。担任多家期刊编委,《中国实用内科杂志》、《药品评价杂志》常务编委;《医学参考报》、《中华糖尿病杂志》副总编。主要研究方向:糖尿病血管病变的发病机制及干预,老年内分泌代谢疾病。承担和参与国家"十五"、"十一五"科技攻关课题、国家自然科学基金、国家卫生计生委行业基金、北京市科委重点攻关课题、首都发展基金、北京市自然科学基金、人事部归国人员课题、中央保健委员会课题等多项国家级及省部级课题研究,参与多项国内、国际多中心临床药物研究,发表论文100余篇,主编、参编内分泌专著10部。

教学委员会副主任。从事内分泌、代谢疾病临床与教学、研究工作26年,先后培养博士、硕士研究生10余名。曾留学美国宾夕法尼亚大学医学中心及肥胖与糖尿病研究所做博士后研究。2013年获得北京市卫生系统高层次卫生技术人才"学科带头人"表彰。临床与科研重点是"肥胖、2型糖尿病发病机制、预防及心血管并发症防治"、"甲状腺疾病与心血管疾病防治"、"老年糖尿病、代谢综合征与心血管疾病防治"。担任多项科研课题负责人如国家自然科学基金、教育部、人力资源部、北京市等,参加国家"十五"、"十一五"科技攻关课题研究,曾获科研成果2等奖。在美国、欧洲知名SCI医学期刊发表论著文章近10篇,国内核心医学期刊发表论文近100篇,其中发表于中国实验动物学报论著"高脂喂养联合链脲佐菌素注射的糖尿病大鼠模型特征"被引证超过150次。担任人民卫生出版社出版《实用糖尿病学》专著副主编。兼任中华老年医学杂志、中国医药等学术期刊编委及中国实验动物学报副总编、中国比较医学杂志副总编、中华内科杂志审稿人。兼任中华老年医学分会内分泌代谢学会委员、中华医学科技奖第三届评审委员、中国医师协会北京内分泌学分会常委、中华医学会北京糖尿病分会委员、北京市药品监督管理局保健食品专家委员会委员、北京健康教育协会糖尿病专业委员会副主任委员、北京健康教育协会医院教育专业委员会副主任委员、北京市健康促进工作委员会及北京市卫生计生委健康科普专家等。

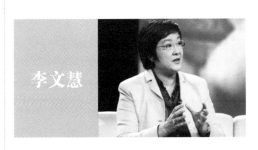

周迎生

周迎生,男,医学博士,主任医师,教授,博士生导师,北京市学科带头人。首都医科大学附属北京安贞医院内分泌代谢科主任,首都医科大学内分泌代谢学系副主任,首都医科大学附属北京安贞医院内分泌代谢专业博士培养点负责人,北京安贞医院学位委员会委员,北京安贞医院内科

李文慧,女,中国医学科学院北京协和医院

内分泌科副主任医师，副教授，医学博士。
1993 年毕业于北京大学医学部。同年到协和
医院内分泌科工作。历任内分泌科住院医师、
总住院医师和主治医师。2004 年获协和医科
大学内科糖尿病专业博士学位。师从王姮教
授。发表论文多篇，主要研究方向为 2 型糖
尿病和代谢综合征的发病机制及防治。曾多
次参加糖尿病国际会议，并有两篇论文分别
被美国糖尿病协会和国际糖尿病联盟接受为
大会交流。2006 年曾赴丹麦 Steno 糖尿病中
心和 Aarhus 大学医学院糖尿病实验室进修。
擅长 1 型和 2 型糖尿病的综合治疗，包括饮食、
运动和用药的有机配合，主张因人、因时、因
地采用方便实用而又经济的治疗方法；甲状腺
病、垂体和肾上腺疾病的诊治。

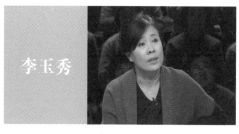

李玉秀，女，医学博士，北京协和医院内分泌
科主任医师，教授，博士研究生导师，中国医
学科学院糖尿病研究中心副秘书长，中华医学
内分泌学会第九届委员会委员、副秘书长，中
华内分泌学会肝病与代谢学组、糖尿病学组委
员，国家医师资格考试临床类试题开发委员会
委员、内分泌组长，多家期刊编委，医学参考
报内分泌频道副主编。

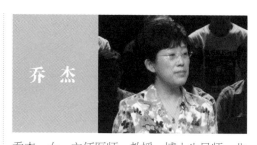

乔杰，女，主任医师，教授，博士生导师。北
京大学第三医院院长，妇产科主任，生殖医学
中心主任。目前为亚太地区生殖医学学会委员，
中华医学会生殖医学分会主任委员，北京医学
会生殖医学分会主任委员，妇产科学分会常委。
中国人口学会生殖健康分会理事，《生殖与避
孕》杂志主编，《中国微创外科杂志》编委，《中
国生育健康杂志》副主编，中国企业文化研究
会医药卫生委员会理事。擅长妇产科内分泌疾
病的诊断和治疗、应用体外授精胚胎移植技术
（试管婴儿）、腹腔镜手术等不同方法治疗不
孕症，已诊治不孕及内分泌患者万余人，为无
数不孕患者的家庭带来欢笑。

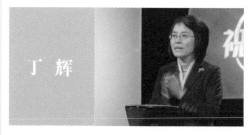

丁辉，女，教授，主任医师，高级心理保健师，
国家教委派出瑞典 UMEA 大学医学院高级访问
学者，国家级科技成果奖获得者。在职业生涯
中担任过北京妇产医院副院长 10 年，北京卫生
局妇幼处处长 2 年，北京妇幼保健所所长 10 年。
目前是首都医科大学公共卫生学院儿少卫生与
妇幼保健学系主任，国家妇幼保健专家委员会
委员、国家营养标准专家委员会委员、中华预
防医学会妇女保健学会副主任委员、中国心理
卫生协会妇专委会常务副主任委员兼秘书长、

中国健康促进基金会妇儿专委会副主任委员、中华中医药学会亚健康学会副主任委员、中华妇产科学会北京生殖健康学会学术委员、人类辅助生殖质量控制专家委员会委员。担任国家卫生计生委及市科委18项重要项目主持人，先后获北京市科技成果奖三项、卫生部科技成果奖二项、国家级科技成果奖一项。主要专业方向是妇幼保健医学，营养与心理情绪保健。擅长妇女职业有害因素（辐射、药物）检测与咨询、生殖生育疑难问题诊疗咨询、女性身心健康与亚健康诊疗、女性生殖健康教育等。

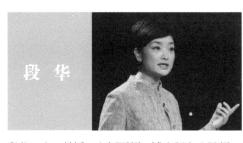

段华，女，教授，主任医师，博十研究生导师，首都医科大学附属北京妇产医院妇科微创中心主任；北京市跨世纪优秀人才工程学科带头人，北京市卫生系统"十百千"人才工程十层次资助人才；荣获2013首届"中国好医生"称号；享受国务院政府特殊津贴。长期致力于妇产科学与妇科微创医疗的基础与临床应用研究。通过微创手术诊治了数以万计的妇科疾患，在妇科常见病多发疾病的微创治疗领域，做了大量临床研究和诊疗工作，积累了丰富的临床经验；主持参与了多项妇科微创领域的基础与临床应用研究，先后获得国家科技进步二等奖、北京市科技进步二等奖、北京市科技进步三等奖。近年来，作为主持人承担国家临床重点专科建设项目、国家自然科学基金项目、北京市自然科学基金项目、北京市临床重点专业——"杨帆计划"项目以及卫生部行业基金项目等科研项目，主编和参编了妇科微创全真手术、

妇科学与妇科微创领域专著18部；发表学术论文100余篇，2008年入选《中国期刊高被引指数》高被引作者名单。现任国家卫生计生委妇科内镜专家组组长、中华医学会妇产科分会秘书长、中华医学会妇产科分会妇科内镜学组副组长、中国妇幼保健协会理事、北京市计划生育协会常务理事；北京医师协会妇产医师分会副会长等。

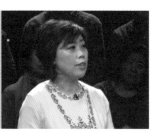

吴玉梅，女，主任医师，教授，博士生导师，首都医科大学附属北京妇产医院妇瘤科主任，主要兼任中华医学会妇科肿瘤学委员会委员、北京医学会妇科肿瘤学会副主委、北京医学会肿瘤学会委员、中国老年肿瘤专业委员会委员、北京抗癌协会理事、中国妇幼保健学会乳腺专业委员会副主任委员、北京慢病协会常委、北京市妇联执委等。2010年被评为北京市先进工作者、三八红旗奖章。致力于妇科肿瘤临床诊治工作30余年，擅长各种妇科恶性肿瘤的手术（开腹及腔镜手术）、放疗、化疗及妇科常见病、多发病等诊治，在妇科疑难疾病诊断及妇科危重病人抢救方面有丰富的临床经验。近年来注重肿瘤患者的个体化治疗，在年轻早期妇科肿瘤患者治疗中注重生育功能及卵巢功能的保护研究。现主持国家自然基金、省部级等重大课题多项，发表SCI文章及核心期刊文章上百篇。

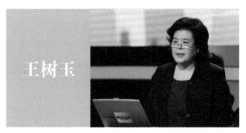

王树玉

王树玉，女，主任医师，教授，博士生导师。首都医科大学附属北京妇产医院生殖医学科负责人，党支部书记。从事遗传病的诊断研究：1987年进行细胞遗传学研究，1995年至1996年国际交流作为高访在法国健康医学院进行分子遗传学研究，回国后承担科主任工作，建立各项遗传学诊断技术，建立细胞学外周血、多种组织、绒毛、羊水及脐血的染色体检测，建立完善荧光原位杂交技术并应用羊水、绒毛及脐血的产前诊断，习惯性流产的绒毛组织检测，B超检测胎儿畸形的诊断，宫颈癌的hTERC基因检测。从事遗传病产前诊断研究：1998年进行细胞学产前诊断染色体病工作。2007～2009年，主持卫生部课题，引领全国55家产前诊断机构进行分子学产前诊断的临床应用研究，首次将分子生物学荧光原位杂交技术正式在全国大规模进行产前诊断染色体的临床应用，改变了我国细胞学进行产前诊断的相对落后局面。承担遗传咨询及产前诊断技术培训及考核任务，每年培训数百名产前诊断及产前咨询专业人员，并承担产前诊断中心的准入及评审工作。从事生殖医学工作15年，1999年开创生殖医学科，作为学科带头人，两次获北京市重点学科资助。建立实施国际先进技术，北京市级医院首例试管婴儿诞生在本中心。即首例体外培养胚胎移植（IVF-ET）试管婴儿，首例卵母细胞单精注射（ICSI）试管婴儿，首例睾丸取精(TESA)试管婴儿，首例胚胎冷冻解冻(FET)试管婴儿。作为国家卫生计生委人类辅助生育技术审评专家组委员，承担全国人类辅助生育技术规范制定及审批工作。作为北京市人类辅助生育技术质控

中心的副主任委员，参加制定北京市辅助生育技术伦理、制度及各项操作常规的制定，指导培训各中心技术操作规范。获首都医科大学优秀教师奖，北京市优秀人才，北京市卫生人才十百千人才，优秀共产党员称号，优秀党务工作者称号。

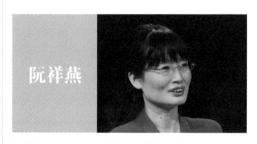

阮祥燕

阮祥燕，女，主任医师，教授，博士生导师。首都医科大学附属北京妇产医院内分泌科主任。北京市优秀青年知识分子，北京市科技新星。北京市"215"人才工程妇科内分泌学科带头人；首都医科大学附属北京妇产医院学科带头人，首届中央人民广播电台"京城好医生推荐活动"中被评为优秀好医生，于2005～2006年获北京市优秀人才项目资助赴美国哥伦比亚大学访问学者。方向为：代谢、营养、体成分、更年期及妇科内分泌相关疾病诊治与研究。2010年及2012年获北京市"215"人才工程项目资助及两项国家自然科学基金资助先后两次到德国图宾根大学妇产医院内分泌、绝经及妇女健康中心访问学习并进行激素与乳腺癌发病机制的合作研究。2014年9～11月获中德合作交流项目支持，到德国波恩大学、图宾根大学及科隆大学附属医院学习生殖力保护、微型宫腔镜等技术，她是首都医科大学附属北京妇产医院更年期综合指导中心及妇内分泌科的创始人，1999年她作为科室负责人在全国率先建立第一个更年综合指导中心，2002年她又在全国第一个成立妇科内分泌诊疗中心（妇内分泌科）。2011年全国首家绝经期门诊项目中心授牌，成

为全国绝经相关问题规范化保健治疗的培训基地；2012年与德国合作启动了北京妇产医院"生殖力保护中心项目"，将为恶性肿瘤放化疗导致卵巢功能衰竭的患者在放化疗前保留生殖能力，同时也可以为其他特殊原因需要保存生殖及内分泌功能的患者带来新的希望。2014年3月入选国际妇科内分泌学会执行委员会委员，她是自国际妇科内分泌学会成立近30年来，中国大陆地区第一位入选该委员会委员的中国人，同时她也入选国际妇科内分泌学会官方杂志——妇科内分泌杂志编辑委员会委员，这标志着在国际妇科内分泌领域，中国妇科内分泌的学术水平得到了国际妇科内分领域同行们的承认与肯定。

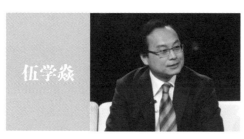

伍学焱，男，医学博士，博士研究生导师。先后就读于上海内分泌研究所和北京协和医院内分泌科，师从著名内分泌学家陈家伦、张达青教授和史轶蘩院士，分别获得临床内分泌硕士和博士学位。现为中国医学科学院北京协和医学院教授，北京协和医院内分泌科主任医师，垂体—性腺研究中心负责人；兼任国家卫生计生委食品风险交流评估中心专家组成员，中华内分泌学会性腺学组副组长，中国老年保健协会抗衰老专业委员会副主任委员，中国医师协会青春期医学专业委员会副主任委员；多家期刊编委、通讯编委、审稿专家，曾任中华男科学会常委、副秘书长；擅长诊治糖尿病，甲状腺疾病等内分泌代谢异常。对性分化、生长发育及衰老，男性生殖内分泌有深入研究，对垂体—性腺疾病的诊治有十分丰富的临床经验。

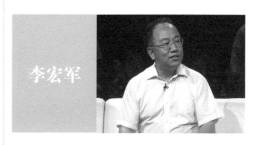

李宏军，男，中国医学科学院北京协和医院泌尿外科主任医师，教授，博士生导师。多家期刊特约审稿专家、通讯编委、编委，《中华男科学杂志》副主编，北京协和医院生殖医学伦理委员会委员，综合医院精神卫生联盟工作委员会委员，中华医学会男科学分会委员，北京医师协会男科专家委员会主任委员。国家药监局药品审评中心专家。从事男科学临床工作26年，诊治数万名男性科患者，在健康性咨询及心理咨询、男性不育（包括人类辅助生殖技术）、慢性前列腺炎、勃起功能障碍、早泄、不射精症、逆行射精、男性更年期综合征、男性性腺发育不良、与男性有关的早期习惯性流产的诊治、男科疑难杂症等方面有独到的见解。

编者按
leaderette

2005 年，随着人们对健康知识的关注，一档名为《祝你健康》的节目在北京电视台科教频道应运而生，栏目宗旨为"传播党和政府的医疗方针、传播科学医疗卫生知识、服务人民大众健康"。

2008 年奥运会在北京召开，《祝你健康》更名为《健康奥运　健康北京》，成为宣传"健康奥运　健康北京——全民健康活动"的权威平台，其影响力不断扩大。奥运会结束后，2009 年伊始，栏目正式更名为《健康北京》，北京市委宣传部决定将《健康北京》作为中国医药卫生事业发展基金会和北京电视台共同主办的专门向全市人民普及科学医疗卫生知识、服务人民的健康栏目，并成为《健康北京人——全民健康促进十年行动规划（2009 ～ 2018 年）》和《健康北京"十二五"发展建设规划》的宣传阵地。

从 2005 年到 2015 年这 10 年间，《健康北京》邀请医学专家、学者共计 4520 人次，制作栏目 3285 期，成为全国公认的宣传健康知识的品牌栏目。栏目以丰富的实用性信息、权威的专家资源、专业的解读视角、多媒体手段的综合运用，成为国内健康节目的标杆。三甲医院的专家始终是《健康北京》栏目的主角，保证了栏目的权威性、科学性，为观众提供了学习健康知识的高端平台，成为观众喜爱的健康类栏目，在权威医疗资源和普通百姓之间搭建起互通的桥梁。

随着栏目的日渐丰富，信息含量越来越大，不断有观众在微博、微信上留言，或通过北京电视台热线平台咨询栏目传播的健康知识，为此栏目组决定将相关知识整理加工、提炼编辑成册。在制作过程中，发放调查问卷，了解百姓对健康的需求，在此基础上，完成"健康北京丛书"。本丛书精选了 2006 ～ 2014 年《健康北京》栏目播出的 238 位专家的精彩内容，其中，院士 5 人，院长、副院长 60 人，科室主任 102 人。丛书按照人体各大系统的疾病整理归类为 10 册，即可单独成册，又是一个完整的系列，内容既有日常栏目的患者故事，又有健康大课堂的专家讲解。将《健康北京》栏目多年资源进行整合，结合实际病例，概括出常见病及多发病的症状、检查、治疗、病因、预防，结合自测、鉴别，让读者对常见病有基本的了解，能做到正确判断、及早就医。为了方便读者了解每位专家的观点，丛书每册均按专家归类整理。

本书在编写过程中得到了众多医学专家的大力支持，在此表示由衷的感谢。如有疏漏之处，恳请广大读者批评指正，并希望大家在阅读过程中提出宝贵的意见和建议。

《健康北京》栏目组
2015 年 11 月

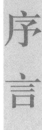

序言
preface

　　《健康北京》是北京电视台为筹备 2008 年北京奥运会于 2005 年开播的一个健康栏目，开播之初就作为宣传单位参加了在全市开展的"健康奥运 健康北京——全民健康活动"。历时近两年的健康促进活动，由于政府主导、社会组织推动、全民参与、新闻媒体大造舆论，成效显著，社会反响之大、影响之深，在北京是罕见的，不仅为成功举办奥运会创造了健康、安全、和谐的社会环境，同时也通过奥运会的成功举办，为北京乃至中华民族留下了一份宝贵的健康遗产，为北京全面建设健康城市开拓了道路。

　　为了继承和发扬"健康奥运、健康北京、全民健康促进活动"的经验，北京市政府决定，在十年内将北京建成拥有"一流健康环境、一流健康人群、一流服务"的国际性大都市，并于 2009 年制定和发表了《健康北京人——全民健康促进十年行动规划（2009～2018 年）》。2010 年，市委市政府在研究"十二五"经济社会发展规划时，作出了建设健康城市的决策，2011 年发表了《健康北京"十二五"发展建设规划》，在全国大城市中，第一个把健康城市建设列入经济社会发展规划。

　　为推动北京健康城市建设的发展，奥运会刚一结束，市委宣传部就决定将参加奥运会宣传的《健康北京》栏目由中国医药发展基金会和北京电视台主办，专门向人民群众宣传健康知识。《健康北京》是在筹备 2008 年奥运会和北京市推进健康城市建设发展的过程中产生的，同时它也是在这个过程中不断改革、创新和完善的。

　　《健康北京》开播十年来，栏目组的全体同志和北京地区的医学专家、学者，深入实际，调查研究，不断分析和掌握群众的健康需求，提高栏目的针对性和实效性。《健康北京》栏目拥有一支业务水平高、实践经验足、综合能力强的专家队伍，确保栏目内容的科学性、权威性和实用性。栏目组的同志精心设计专栏，创造赏心悦目的品牌栏目，经过多次改革将演播现场变成大课堂，讲课的专家、主持人、嘉宾、典型病例患者和现场观众一同登场，有问有答，生动活泼，使电视机前的观众身临其境，收视率名列前茅，并对全国各省市电视台开播健康类栏目起到了一定的启示作用。在国家一年一度的健康节目评比中，《健康北京》栏目屡获殊荣。

《健康北京》栏目开播十年，邀请专家学者 4520 余人次，制作节目 3285 期，收看人数据不完全统计为 1.5 亿人次以上，受到北京地区和全国观众的支持和喜爱，他们要求将节目内容编辑出版，惠及全国民众。这部即将与读者见面的《健康北京丛书》，就是应观众的要求出版的。一方面，这套丛书是《健康北京》的专家和栏目组全体同志十年辛勤劳动的智慧成果的汇集，也是向关心和支持栏目的各方领导和观众的感谢和汇报。另一方面，这套丛书的内容十分丰富，是一部普及医学知识的百科全书，对提高广大群众的健康素质具有重要的意义。

中共中央一贯重视人民的健康问题，在中共中央和国务院的领导下，我国的医疗改革取得了举世瞩目的成就，人民的健康水平不断提高，但我国人民的"看病难、看病贵"问题还没有完全解决，有些人对健康在国家经济社会建设中的重要地位和作用的认识不够深刻，我国人民的健康素质同发达国家人民相比还有相当大的差距。健康是生产力，做好普及科学健康知识工作，增强人民体质，把我国建设成人人健康、长寿的国家，是一项长期的任务，我们必须继续努力！

王彦峰

2015 年 8 月

目录
contents

第一部　分糖尿病

第一章　糖帽子　想要摘掉不容易 ························· 003

第二章　我的血糖我监测 ····························· 007

第三章　控"糖"三宝 ······························· 009

第四章　走出糖尿病的认识误区 ························· 013

第五章　远离糖尿病并发症 ···························· 016

第六章　拆穿甜蜜"诡计" ···························· 019

第七章　降血糖"药"破误区 ·························· 024

第八章　内分泌的奥秘 ······························ 032

第九章　阻击"甜蜜杀手" ···························· 039

第十章　远离肥胖 ································· 043

第十一章　糖尿病的饮食方略 ·························· 047

第十二章　让血糖"高不成低不就" ····················· 050

第十三章　甜蜜的帮凶 ······························ 054

第十四章　驯服不听话的血糖 ·························· 060

第十五章　控糖也能有口福 ···························· 064

第十六章　"糖心"风暴 ····························· 067

第十七章　新诊糖尿病患者"蜜"途能返 ·················· 070

第十八章　控糖不成反伤"心" 072

第十九章　躲避"甜蜜的杀手" 076

第二十章　别让甜蜜成负担 080

第二十一章　解除"糖心"之忧 084

第二十二章　颈部发出的危险预警 087

第二十三章　当脂肪肝遭遇糖尿病 090

第二部分　甲状腺、肥胖、痛风

第二十四章　走出"蝶形"阴影 097

第二十五章　揭秘骨质疏松的真相 101

第二十六章　亢奋的心脏 105

第二十七章　探秘身体能量开关——甲亢 108

第二十八章　探秘身体能量开关——甲减 111

第二十九章　"千斤"难买健康 114

第三十章　莫名的脚疼 117

第三十一章　脚趾疼痛背后的隐情 120

第三十二章　破解身高的秘密 124

第三部分　其他

第三十三章　卵巢——女性健康的源泉 131

第三十四章　女性防病减压宝典 136

第三十五章　抓住隐形的女性健康杀手 139

第三十六章　女性的难"炎"之隐 144

第三十七章　远离"良性癌" 148

第三十八章　女性健康宝典 152

第三十九章　破解人体"方程式" 160

第四十章　找回丢失的雌激素 162

第四十一章　"男"言之隐 167

第四十二章　迈过男人那道坎儿 171

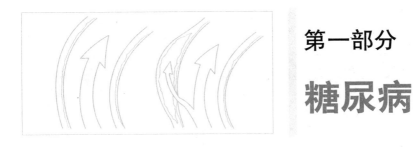

第一部分

糖尿病

第一章

糖帽子　想要摘掉不容易

讲解人：张能维、高洪伟

张能维　首都医科大学附属北京世纪坛医院副院长、肿瘤中
　　　　心副主任、普通外科主任、腹腔镜中心主任、肥胖
　　　　病治疗中心主任、主任医师

高洪伟　北京大学第三医院内分泌科副主任、主任医师

* 糖尿病能根治可信吗？

* 什么是随机血糖？

* 自测血糖为何要对自己下手狠一些？

　　减肥手术可以根治糖尿病吗？什么样的患者适合做糖尿病手术？首都医科大学附属北京世纪坛医院副院长、肿瘤中心副主任、普通外科主任、腹腔镜中心主任、肥胖病治疗中心主任、主任医师张能维与北京大学第三医院内分泌科副主任、主任医师高洪伟联手为大家解答。

* 随机血糖的定义

　　通常测量血糖是测空腹血糖和餐后 2 个小时血糖，但是还有一种测血糖的方法就是随机抽测血糖。不管有没有吃饭都要测一下，根据随机抽测得出的数据也可以初步判断血糖的情况。

* 自测血糖

　　糖尿病患者在家测血糖的时候，首先要检查试纸有

随机血糖就是指任意时刻抽取人体静脉血或者末梢血所测量得到的葡萄糖含量值，单位为毫摩尔每升，它是糖尿病最常用的检测指标，一般代表基础胰岛素的分泌功能。

糖尿病患者测血糖时需要注意三点：第一看血糖试纸有没有过期；第二是用浓度 70% 的酒精消毒；第三要保证有足够的血量，不影响测试。

没有过期。一般试纸的保质期很长，但是有的患者测的频率比较低，试纸消耗比较慢，所以就要注意试纸的有效期，如果试纸过期了测出来的数

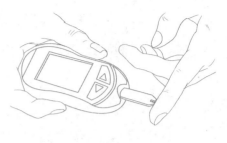

值就会不准确。先用 70% 的酒精消毒手指，测血糖的时候要在手指上扎出一点血，而且血的量要符合测血糖的量，如果血量不符合，测出的数值也会不准确。

* 糖尿病的手术治疗

糖尿病可以通过手术治疗，但不是所有的患者都适合做手术。这种手术在 20 世纪 50 年代就开始了，但是当时不是为了治疗糖尿病，而主要是针对肥胖患者。到 20 世纪 70 年代，这种手术就比较成熟了，后来逐渐发现它对糖尿病的控制效果非常好。1995 年，已基本确立了它的效果。美国人经过了 10 年的对比、研究、观察，在 2004 年基本承认这种手术方式。因此，美国在 2007 年率先把它写进医疗指南——糖尿病患者在一定的前提条件下应该做手术，并且明确什么样的情况达不到做手术的标准，可以先观察，如果不好再做手术；也明确什么标准不应该做手术。目前全世界基本上都承认这种指南。中国在 2010 年也编写了这样一种指南。

2 型糖尿病的发病最主要来源于胰岛素的抵抗。胰岛素的抵抗是指身体里会分泌抑制胰岛素功能的激素，从而导致胰岛素的能力或者效率下降。通过做手术能使这些抵抗降低。虽然还是原来的胰岛素，但是它能够"胜任"

降低血糖的"职务"。

* 糖尿病是胰岛素出了问题

胰岛素是由胰腺分泌，也是人体唯一能降血糖的物质。它进入细胞同细胞结合，起到了增加糖利用的作用。如果缺乏胰岛素，细胞对葡萄糖的利用效果就差。1型糖尿病就是胰岛素几乎没有；2型糖尿病是胰岛素还有，也不一定少，但是胰岛素的效能差，从而造成血糖高。

* 适合做胃转流手术的糖尿病患者

胃转流手术最主要的功能是降低胰岛素抵抗，抑制不良的消耗，发挥胰岛素原本的功效，达到治愈糖尿病的目的。所以手术有一定的标准，即患者必须还能分泌胰岛素。1型糖尿病患者本身不能分泌胰岛素，肯定是不能进行这种手术的。还有一些2型糖尿病患者，因为患病时间比较长，胰岛功能已经损坏殆尽，也没有分泌胰岛素的功能，或者分泌功能很差，也达不到这个要求，不能做这种手术。

做手术的另一个重要指标是要求患者足够胖。因为手术会只留一点胃用于消化，小肠直接与胃相连，术后吸收的营养要比术前少很多，所以如果没有更多的能量储备是不行的。肥胖的患者吸收功能好，因此能保证手术后不再继续下滑，这是从体重安全的角度考虑。从效果的方面也有这种要求，胰岛素的抵抗还有另一个原因：隐藏在身体里面看不见的脂肪细胞也会分泌激素，抑制胰岛素的功能。如果患者比较胖，做完手术体重减轻，效果也就变得明显了。

做糖尿病手术要求发病的时间不能过长，一般不允

正常人吃完食物之后血糖会迅速升高，同时胰岛素也会马上升起来。糖尿病患者吃完食物，血糖会马上升高，但是分泌的胰岛素却跟不上来，这时候就不能很好地分解身体里的糖，所以血糖总是很高。

做糖尿病手术之前,检查胰岛有没有功能很重要。1 型糖尿病患者自身不能分泌胰岛素,所以肯定不能做手术。2 型糖尿病患者如果得病时间长,分泌胰岛素功能差,同样也不能进行手术。想做手术治疗糖尿病的患者要足够胖,才能避免手术后可能出现的营养不良问题。2 型糖尿病患者,得病超过 15 年,年龄超过 65 岁,不符合手术评估标准,医生一般不建议手术。

许超过 15 年。否则一方面导致胰岛功能损坏殆尽,而另一方面年龄会偏大。如果患者超过 65 岁,手术的耐受能力包括胰岛功能的可恢复性都会变得很差,效果就不好。

* 糖尿病手术的术前评估

例如,糖尿病患者身高 160 厘米,体重超过 80 千克,可以考虑进行糖尿病手术;患者身高 170 厘米,体重超过 90 千克也是可以考虑的。而如果患者身高 180 厘米,体重超过 100 千克,除了体型偏胖以外,还是要考虑患者的病史是不是很长,患者有无糖尿病的并发症,患者有无糖尿病视网膜病变、肾病或其他血管病变。如果存在 2 种或 2 种以上比较严重并发症的就不建议手术。现在虽然有很多符合条件的糖尿病患者选择做手术,但是依然有部分患者在手术之后不能彻底治愈。

* 糖尿病手术的术后风险

糖尿病手术以后因为胃变小,小肠减短,所以患者吃东西的量会减少,再加上有一部分食物吃进去后不能被吸收,而是被排出体外,因此会带来营养不良的风险。所以手术后的定期检查十分必要。建议患者至少每隔半年要做检查,维生素、微量元素都要定期补充。

第二章

我的血糖我监测

讲解人：汪耀
北京医院副院长、老年医学部及内分泌科主任医师

* 什么时间监测血糖好?
* 体内唯一的降血糖激素是什么?
* 血糖监测频率如何把握?

有些人因为低血糖昏迷，如果发生在晚上睡觉的时候，就会出现危险；很多人在生活当中自己在家测血糖和尿糖，而在自我监测中的众多问题究竟该如何解决？北京医院副院长、老年医学部及内分泌科主任医师汪耀为您讲解糖尿病患者的自我监测。

* 监测血糖的时间

常用的是查空腹血糖，空腹 8 个小时以上的血糖简称空腹血糖。除了空腹血糖监测还有餐后 2 个小时血糖监测，吃完饭以后的 2 个小时测一下血糖（时间一定要明确为 2 个小时），如早上 7:00 吃早餐，应该在 9:00 测血糖。

* 激素与血糖的关联

早上是人体内各种升血糖激素分泌的最高峰期。人体内有各种不同的激素，但是只有一种激素能降血糖，那就是胰岛素。可是人体内有很多维持血糖的激素，只

常用的血糖监测有两种，一种是空腹 8 个小时以上的血糖监测，另一种是餐后 2 个小时的血糖监测。

要能保持精神良好的、兴奋的，都有增长血糖的功能。

* 血糖的监测频率

血糖要多久查一次呢？这要按自身的情况来定，如果近段时间血糖控制很好，并且各方面的情况都良好，就可以一个星期查一次空腹血糖和一次餐后血糖。如果最近血糖不稳定，或感觉自己疲乏、口干，就要频繁检测血糖。例如，一个星期监测两次或三次空腹血糖和餐后2个小时血糖。注射胰岛素的患者或者1型糖尿病患者这种离开胰岛素就不能保证生命安全的患者，血糖的监测要更加频繁。如果患者在术前或手术期间伤口的恢复期或因感冒得了肺炎，血糖都会有波动，受到激素的影响发生改变，这时也要频繁监测血糖。

* 自测血糖讲究多

第一，血糖试纸是有有效期的，一定要注意不要用过期的。第二，在取血的时候，可随机选取手指，但最好不要用食指，用无名指或小指最好。第三，消毒的时候，一定要从手指头的中心点往周边擦，从内向外走。因为酒精需要停顿来挥发，这是物理学热胀冷缩的原理。拿条热毛巾捂住手指，等血管扩张后，就可以测血糖了。

如果血糖不稳定或者最近发生感冒，监测血糖需频繁；如果最近身体情况稳定，可以一个星期查一次空腹血糖和一次餐后血糖。

第三章

控"糖"三宝

讲解人：汪耀
北京医院副院长、老年医学部及内分泌科主任医师

* 哪些患者应该首先采用饮食治疗？
* 糖尿病的基础治疗是什么？
* 什么是糖尿病患者的"631"进食原则？
* 水果怎么吃最合理？

饮食为何会成为糖尿病患者的头等大事？从严格意义上讲，对于糖尿病患者，饮食控制是最基本的治疗手段之一。健身运动中，怎样掌握"适度"原则？种类繁多的药品面前，怎样才能做到合理用药？北京医院副院长、老年医学部及内分泌科主任医师汪耀为您讲解。

* 首选饮食治疗的人群

糖尿病患者要求饮食控制特别严格，但是有的患者血糖一直很高，原因是除了胰岛素抵抗以外还有活动量的支出，出和入的平衡达不到，吃多少就要消耗多少。例如，每天吃进去五两饭、二两肉，就得把它消耗掉。在体内进行葡萄糖转化，变成肌肉的做功，把它的热能消耗了，这样血糖就会降下来。

到底哪些糖尿病患者应该首先进行饮食治疗？一是肥胖或者超重的 2 型糖尿病患者；二是偏瘦的 2 型糖尿病患者；三是病情较轻的 2 型糖尿病患者；四是葡萄糖

耐量受损的亚临床患者。

* 饮食控制的重要性

对于糖尿病患者，饮食控制是最基本的治疗手段之一。前三种患者，从严格意义上讲都需要通过饮食来控制血糖。有人会问，瘦的患者为什么还要饮食控制。这是因为他是糖尿病患者，胰岛功能不好，所以也要通过控制饮食来调控血糖。最后一种情况，它是糖尿病前期的一个情况，叫糖耐量减退。在糖尿病前期，胰岛素分泌开始下降，这时候控制饮食总量，不要吃太饱就可以了。

* 进食比例的搭配原则

第一是淀粉类食物，也就是所谓的碳水化合物，占总热卡摄入量的60%或更多。第二是蛋白质类食物，蛋白质类食物占热卡摄入量的20%～30%。脂肪类食物只占10%。这种比例分配是指淀粉类食物、蛋白质类食物、脂肪类食物以6：3：1的比例构成人体热卡的摄入。如果淀粉类摄取少了，可以用蛋白质类食物或脂肪类食物来填补。吃点炸油条合适不合适？这样是不合适的，最好是按食物构成比例来合理搭配，这样才能让各种成分体现其营养价值。

* 合理吃水果

水果可食用部分所含的碳水化合物就相当于糖分。虽然根据产地的不同会有一定的差异，但是平均下来每100克水果所含碳水化合物从高到低的顺序应该是：香蕉20克、荔枝16.6克、猕猴桃14.5克、苹果13.5克、梨

在生活和工作当中，要控制饮食量，这种饮食量根据什么呢？根据工作性质、劳动强度，或者说用脑的情况来控制饮食，就是控制饮食当中摄入的热量。

淀粉类食物、蛋白质类食物、脂肪类食物的百分比进食原则是60%、30%、10%，按照食物构成比例合理搭配才最有营养价值。

13.3 克、火龙果 11.8 克、橙子 11.1 克、葡萄 10.3 克、樱桃 10.2 克、西瓜 5.8 克。

可以看出，西瓜、火龙果等的含糖量相比而言是低一些的。血糖控制得比较满意，活动量也确实不少，可以适当地吃一点水果，如火龙果，还有一些不是很甜的水果，猕猴桃或莲雾、杨桃都可以。西瓜含糖的比例是不一样的，瓜瓤部分甜，靠瓜皮部分甜度就差一些。

* 勤运动　控血糖　事半功倍

有些老同志退休了，没什么事，到公园去晒太阳、散步，看看别人跳舞、踢毽子，都是可以的。用 20 分钟、半个小时，就把早饭的热卡基本上消耗掉了。吃完中午饭，如果有条件可以稍微休息一会儿，再到楼下转一圈。天气好的话可以活动一下，10 多分钟就行，回来睡个午觉。15:00 太阳不落山，可以到楼下再转 20 分钟左右，这样对身体有好处。晒太阳接受紫外线照射，维生素 D 也就转换了。吃完晚饭如果天气允许，在环境比较好、比较安全的情况下，再出去散散步。

如果一天出来五六趟，这种活动量实际上同时把三顿饭的热卡消耗掉了。这时血糖就容易控制，尤其是餐后血糖更容易控制了。

* 明明白白吃药——了解所服用药品的功效

口服药分为四大类：第一类是磺脲类的药物，可以刺激胰岛素分泌。第二类是双胍类，起的作用是抑制食物在肠道里的吸收。第三类叫 α 糖苷酶抑制剂，典型的像拜唐苹、卡博平这一类的药物，也是一种酶的抑制剂，主要针对餐后 2 个小时血糖偏高的患者。第四类就是胰岛素增敏剂，增加胰岛素的敏感性。

有些患者，如糖尿病重症患者，有段时间因为重症感冒甚至于肺炎，肝功能有了些变化，这种时候可能就要选用胰岛素。还有一些患者偏胖，在这种情况下最适合双胍类的降糖药，因为其最大的副作用就是使人胃口不好。需要注意的是，肾功能不好或是过了 70 岁的老年人，尽量不要使用双胍类的药物。糖苷酶抑制剂，像拜唐苹和卡博平这一类的药物，好处是可以在进餐的时候吃。但也有弊端，有些患者吃了以后会出现肚子胀气的症状，如有些手术的患者。这时就不能使用糖苷酶抑制剂，需要调整一下。最后，胰岛素增敏剂是这几年国外研发的一种新产品，有助于增加胰岛素的敏感性，对糖尿病的患者同样有效。因为胰岛素本来就分泌不足，在这种情况下，提高敏感性，可以达到一个有效的降糖效果。

* 胰岛素增敏剂适用范围广

一般情况下，胰岛素增敏剂对于 1 型和 2 型糖尿病都可以用，也没有体重或年龄的限制。最近国外有报道称胰岛素增敏剂可能会引起下肢浮肿，对心脏有损害。但是从国外的一些大样本和中国医生总结的材料来看，截至目前，美国和世界卫生组织对这种产品还是认可的，如文迪雅、太罗这一类的产品。

第四章

走出糖尿病的认识误区

讲解人：汪耀

北京医院副院长、老年医学部及内分泌科主任医师

* 糖尿病的非典型性症状有哪些？

* 怎样才能确诊是否患上糖尿病？

* 糖尿病患者要坚持的三项监测是什么？

反复发作的口腔溃疡，竟是糖尿病惹的祸。监测糖尿病，尿糖、血糖，到底看重哪一个？北京医院副院长、老年医学部及内分泌科主任医师汪耀为您辨析糖尿病认识路上的误区。

* 口腔溃疡反反复复跟糖尿病有关

小张的口腔溃疡最近越来越严重,而且刚治好又犯。反复发作几次后，小张决定到医院的口腔科看看。结果口腔科医生却建议他去看内分泌科，这让小张感到很奇怪。

专家提示

多饮、多食、多尿、体重下降，是熟悉的糖尿病早期典型症状之一。值得警惕的还有：皮肤反复发生疮、疖、痈；创伤或手术伤口不易愈合；妇女反复流产，外阴瘙痒；无明显诱因的视物模糊和四肢末梢的感觉异常，都可能是糖尿病的早期症状。

* 糖尿病的确诊条件

宋女士的体检报告显示血糖出现了异常，空腹时血糖值已经达到了 9.2 毫摩尔每升。这让宋女士开始担心起来，赶忙跑到医院向医生咨询自己目前的情况是否需要吃药，是否已经患上了糖尿病。

专家提示

这种情况说明对糖尿病的诊断不能以个人为标准。糖尿病的确诊需要三个条件：第一，要有"三多一少"的典型症状及不典型症状；第二，随机测量空腹血糖的数值达到 7 毫摩尔每升，餐后血糖达到 11.1 毫摩尔每升的糖尿病标准；第三，需要到医院进行糖耐量试验。三者缺一不可，才能确诊是否患上糖尿病。

* 糖尿病患者需坚持的监测

糖尿病患者日常监测血糖的方法，除了尿糖、手指血糖的监测之外，还需要每三个月监测一次糖化血红蛋白。

糖尿病患者要做到：第一，监测尿糖；第二，监测手指血糖；第三，监测糖化血红蛋白。糖化血红蛋白是什么呢？反映血糖在三个月的平均水平，简而言之是反映测血糖这一天之前的六周到八周血糖平均值，这就是糖化血红蛋白。

* 患糖尿病的因素

糖尿病的诊断受两个因素影响：一是环境因素，二是遗传因素。在城市居民中有 15% ～ 20% 的健康人是糖尿病患者的后备队伍。最主要的发病年龄在中年，即 35 ～ 45 岁的年龄段。因为在这种年龄段一般事业有成，生活条件好，经常有一些应酬，或是因为工作较忙，没

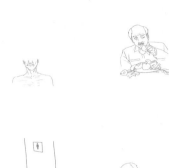

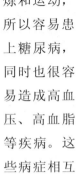

有时间去锻炼和运动，所以容易患上糖尿病，同时也很容易造成高血压、高血脂等疾病。这些病症相互之间是有连带性的。

糖尿病有家族的聚集性，也就是有遗传性。如果父母双方都没有糖尿病，那么作为子女后代，患糖尿病的概率只有 6.1%。父母当中有一方老人有糖尿病，子女糖尿病的发病率能达到 16.5%。如果父母都有糖尿病，那子女要警惕了，发病概率是多少呢？26.2%，达到了 1/4。

* 吃糖到底会不会引发糖尿病

在一般情况下，吃糖是不会导致糖尿病的。但是随着年龄的增长，胰岛功能减退，如果过量地摄入糖，再加上活动量减少，没有消耗，很容易使胰岛受损，血糖会升高。因此，出和入一定要平衡，摄入多少，消耗多少。如果达不到平衡，它的前奏曲就是糖耐量减退，再严重了，迈到门槛里面就是糖尿病了。

35 ～ 45 岁将成为糖尿病的高发年龄段。肥胖成为糖尿病高发的最危险因素。同时，在遗传因素的影响下，父母都有糖尿病的子女患病率高达 26.2%。所以养成良好的饮食习惯和运动习惯，将能有效降低患上糖尿病的风险。

虽然吃糖不会直接导致血糖升高，但是吃糖过多却会导致人体肥胖，增加患糖尿病的风险，所以还是少吃为宜。

第五章

远离糖尿病并发症

讲解人：汪耀

北京医院副院长、老年医学部及内分泌科主任医师

* 如何远离糖尿病足？
* 预防糖尿病眼病要注意什么？
* 不可逆转的糖尿病并发症有哪些？

忽高忽低的血糖，让身体在不知不觉中发生改变。可怕的糖尿病并发症又该如何预防？北京医院副院长、老年医学部及内分泌科主任医师汪耀告诉您如何及早发现、及时治疗糖尿病并发症。

* 致残性第一的糖尿病

五年前，范女士被诊断为 1 型糖尿病患者，她一直坚持检测血糖，控制得还不错。但从两年前开始，她的血糖控制得越来越差，直到突发昏迷被紧急送到医院，才被确认为糖尿病急性并发症酮症酸中毒。

专家提示

糖尿病的并发症非常多，在临床中分为两大类：一是急性并发症，二是慢性并发症。糖尿病的急性并发症是随时可能发生的，包括高渗性昏迷、酸中毒、乳酸性酸中毒、低血糖的昏迷等。慢性并发症比较多，患病率、致残性、死亡率都很高，花费的治疗费也高，给患者造成的痛苦更大。慢性并发症分为两种：一是大血管病变，

二是微血管病变。

大血管病变包括脑血管方面发生脑卒中，心脏方面发生心肌梗死，下肢血管病变造成下肢动脉硬化闭塞症，患者会感觉脚凉、腿疼等。微血管病变从上至下，眼睛微血管也就是视网膜的血管是非常细的，若有动脉瘤出血的情况，眼睛的视力就会立刻下降，甚至造成失明。另外是肾脏病变，会造成糖尿病患者肾功能不全。

糖尿病的慢性并发症是日积月累的血糖控制不理想造成的。其中，大血管病变对于糖尿病患者存在生命的威胁，微血管病变对于糖尿病患者生活质量有所影响，需要引起所有糖尿病患者群的警惕。

* 爱护足部 远离糖尿病足

徐先生三年前偶然被发现患上糖尿病后，一直没有在意。有一年夏天一不小心脚踩在了蚊香上，烫出了一个小血疱。他自己在家里随便处理了一下，可半年之后，小血疱也没有愈合。有一天他突然昏迷，被送入医院后，医生诊断为糖尿病足。为了保命，左小腿被截肢了。

专家提示

糖尿病患者的足部保护是非常重要的。在日常生活中，每天都要洗脚，注意卫生。洗脚水不能太烫，不能把脚上的皮烫破了，因为皮破了容易感染，不容易好。

糖尿病患者爱护双脚刻不容缓。穿着合适的鞋袜，脚病及时治疗，养成良好的卫生习惯。秋、冬季为双脚抹上润肤膏，同时，谨慎对待足疗，这些都可以帮助远离外伤导致的糖尿病足。

* 选对食物 远离糖尿病肾病

在生活中，糖尿病患者随着年龄的增长和病程的延长，肾脏中的肾小球动脉会逐渐硬化。肾小球动脉硬化以后，肾功能就会下降。所以，糖尿病患者要预防肾病，

糖尿病合并肾病的患者在饮食上应该强调少而精，适当限制每日蛋白质的摄入量，降低肾脏负担。

饮食是至关重要的。这种时候不能大鱼大肉地去吃了，一定要限制对蛋白质的摄入。对蛋白质控制的同时还要吃好的蛋白，粗蛋白是绝对不能摄入的，如植物蛋白、常见的豆类。主要吃一点精蛋白，也就是指瘦肉、鱼肉这类食物。所以，在控制患者总的热卡的情况下，还要把总的蛋白摄入量减少，以便于减轻肾脏的负担。

* 预防糖尿病眼病　宜早不宜迟

糖尿病患者要每半年查一次眼底，这样有利于及早察觉眼部的微血管病变，避免突发视力下降、失明等严重的状况。

糖尿病眼病在生活中其实也是相当多见的，所以一定要在早期控制血糖。很多患者不注意，因为年轻时应酬比较多，所以不重视。糖尿病患者一定要每半年查一次眼底。查眼底不是看别的，是看它的微血管有没有动脉瘤，如果有，要在医生的指导下及时去治疗。

* 糖尿病并发症不可逆转

一旦患上糖尿病并发症，将是不可逆转的，所以控制好血糖才是根本。

血糖浓度越高，它对血管的内膜破坏越多，造成血管内膜增厚，增厚之后会造成血流减慢，这是一个恶性循环，容易引起并发症。每一个人的血管和神经是并行的，在这种情况下，神经营养来自于血管供应，血管自己都管不了自己了，就更不能管旁边的神经了，所以这种并发症是绝对不可逆的。

第六章

拆穿甜蜜 "诡计"

讲解人：纪立农
北京大学人民医院内分泌科主任、主任医师

* 糖尿病在早期会不会威胁身体脏器？
* 高血压与糖尿病有什么关系？
* 怎样识破糖尿病的伪装？

潜伏多年的致命疾病，为何得上了自己却不知道？它的活动非常猖獗，发病早期就已经开始侵蚀身体的重要脏器。每四个人当中就有一个人不知道自己已经患病。这是什么病呢？北京大学人民医院内分泌科主任、主任医师纪立农为您解决疑问。

* 您离糖尿病还有多远

根据以下测试题，如果您的得分数值大于或等于25，就可能已经是糖尿病前期，甚至还有可能已经患上糖尿病了。如果测试题分值达到25，就要及时到正规医院进行糖耐量试验检查。测血糖的时候，一般避开中指的中间，因为中间神经末梢比较丰富，疼痛比较明显，因此都是用两侧，酒精消毒之后稍微蒸发一下。糖耐量测试结果如果空腹血糖在 6.1 ～ 7.0 毫摩尔每升，就属于糖尿病前期了。

中国人糖尿病风险评分表

1. 年龄		4. 腰围	
（岁）	评分	（厘米）	评分
20～24	0	＜75（男）或＜70（女）	0
25～34	4	75～79.9（男）或70～74.9（女）	3
35～39	8	80～84.9（男）或75～79.9（女）	5
40～44	11	85～89.9（男）或80～84.9（女）	7
45～49	12	90～94.9（男）或85～89.9（女）	8
50～54	13	≥95（男）或≥90（女）	10
55～59	15	**5. 收缩压**	
60～64	16	（高压毫米汞柱）	评分
65～74	18	＜110	0
2. 体重指数		110～119	1
（千克/身高^2）	评分	120～129	3
＜22	0	130～139	6
22～23.9	1	140～149	7
24～29.9	3	150～159	8
≥30	5	≥160	10
3. 糖尿病家族史		**6. 性别**	
（父母、同胞、子女）	评分	女性	0
无	0	男性	2
有	6	您的总分：_____	

　　以上六个项目的总分范围为 0～51 分。如果自己的得分≥25 分，那么您做口服葡萄糖耐量试验（这是医院用来诊断糖尿病的标准试验）被发现是糖尿病患者的可能性就非常大了。

测试题

＊糖尿病在早期就已开始威胁身体脏器

　　糖尿病早期是一个危险的状态。如果空腹血糖在 6.1～7.0 毫摩尔每升这个区间，叫空腹血糖受损，也是糖尿病早期的一种。空腹血糖到了这个阶段，一般出现高血压和血脂紊乱的概率也高了，所以糖尿病前期是一个警戒区。在这个区间，血糖会出现问题，一般人体其他方面可能也会出现并发症，一定要重视，到医院去进行检查，不但要检查血糖，还要检查血压和血脂有没有问题。

　　一定要关注糖尿病早期，因为糖尿病早期不容易被人察觉，而此时血压、血脂、神经系统已经开始悄无声息地受到损害了。如果您用家用血糖仪测出空腹血糖在 6.1～7.0 毫摩尔每升，餐后血糖为 7.8～11.1 毫摩尔每升，就要高度警觉，及时到医院的内分泌科做糖耐量测试。

* 高血压与糖尿病关系密切

高血压和糖尿病像两兄弟一样经常在一起，它们有共同的病因基础，如胰岛素抵抗。在出现高血糖的时候也容易出现高血压，它们两个像孪生兄弟，一个出现的时候往往伴随着另一个的现身，所以都是用高血压来代表糖尿病的风险。经过计算发现，收缩压即老百姓说的高压，与糖尿病的关系更强。

* 声东击西

三十六计中的成语"声东击西"是指它以假动作欺敌，从而掩护主力，在第一时间击其要害。声言击东，其实击西，声东击西之计虽只是一个方法，但变化无穷。糖尿病最开始往往就给人以声东击西的感觉，很多意想不到的症状，却都能跟糖尿病挂上钩。所谓"声东击西"意思就是依靠症状来发现糖尿病，常见的症状是口渴、喝水多、尿频。例如，晚上从来不起夜的，现在起 1～2 次。此外，很容易发现体重下降。糖尿病患者可通过很多其他疾病发现，但是还有很多患者是在外科被发现的。夏天被蚊子咬出包，一挠就破了，本来很快就可以好的，但现在却化脓了。糖尿病容易在其他地方"声东击西"，有人皮肤瘙痒到医院就诊，也可能是糖尿病引起的。

* 糖尿病深藏不露

早在 1998 年，60 岁的阴先生总是感觉腰疼、腿抬不起来。由于自己是公交司机，平时总坐着，所以他怀疑自己是腰椎的问题，就去看了骨科。可是半年过去了，各种治疗都没能见效，骨科医生建议他去神经内科看看，接诊的医生给阴先生做了 CT 等检查，但都没有发现腰椎有什么异常，于是凭经验让他去测了一下血糖。没想到餐后血糖已经高达 13.8 毫摩尔每升，立即被确诊为糖尿病。但阴先生就是想不通，腰椎和糖尿病又有什么联系呢？

当一类疾病反复发作不易治愈，转诊很多科室都没有结果的时候，就要去查一查血糖了，因为这有可能是糖尿病发来的信号。

专家提示

实际上，是高血糖引起了全身的虚弱，有的患者是腰吃力一些，有的患者是下肢没有劲。如果出现明显的乏力，特别是伴有体重下降的时候，一定要想想是不是糖尿病，一定要到医院做一个详细的检查。糖尿病患者有 30% ~ 40% 被检查出来，是通过什么发现的呢？对 6000 多位刚刚得糖尿病的患者做调查，有 41% 的患者是因为出现糖尿病的症状，觉得不舒服了，此时血糖已经非常高了；还有 38% 的患者是在常规体检的时候被发现血糖有问题，然后到医院检查；只有 1% 的患者是在社区体检的时候发现的。所以，很多的患者是在不知道自己有糖尿病的情况下被发现的。

当出现口干、口黏、视力模糊、反复炎症、四肢针刺样疼痛以及高尿酸、高血脂的情况，就要及时到医院的内分泌科检查血糖情况了。

* 识破糖尿病的伪装

有些人会出现神经病变症状，如四肢伴有针刺感，这一般都是糖尿病早期。高血糖容易引起感染。腹泻、便秘同早期糖尿病关系不大，但与晚期的症状比较接近。糖尿病患者同时出现高血压和高血糖的情况比较多，可以说它们是有关联的。如果有高血脂甚至已经出现了动脉粥样硬化、中风、冠心病等病症，那患有糖尿病的概率是非常高的。糖尿病有很多伪装，例如，视力下降首诊可能去眼科，但一定要想是不是由血糖引起的。如果出现四肢针刺感、火烧感，可能去神经科；如果出现频繁感染也许去外科；如果出现了口干口黏，会怀疑是不是口腔黏膜有问题……这都是糖尿病声东击西的表现。

第七章

降血糖"药"破误区

讲解人：纪立农
北京大学人民医院内分泌科主任、主任医师

＊ 血糖仪会骗人吗？

＊ 降糖药里有什么学问？

＊ 注射胰岛素有哪些注意事项？

　　合理饮食巧运动，血糖为何还降不下来？吃一种药不管用，换药可以吗？大家多年信赖的血糖仪，难道也会骗人吗？90% 使用胰岛素的患者方法都错了，您是其中之一吗？关于降糖，关于用药，都有哪些错误认识？都有哪些错误用法？北京大学人民医院内分泌科主任、主任医师纪立农为您正本清源，教您如何正确用药控血糖。

＊ 糖尿病通过饮食和运动是否能控制

　　65 岁的老王两年前刚被查出患上糖尿病。听医生说，刚得糖尿病的患者通过饮食和运动就可以控制住血糖，甚至可以治愈糖尿病。为了早日摘掉"糖帽子"，老王给自己制订了疯狂的节食、运动计划：每天他吃的都是一些热量和糖分很低的食物；早晨一睁眼，第一件事就是出去跑半个小时，回到家以后还要继续用哑铃来锻炼40 分钟，晚上睡前还要快走 2000 米。刚一开始这种办法还真的很有效果，可是不到一个月，老王发现高血糖又回来了，餐后血糖还是偶尔会达到10毫摩尔每升，这让他非常的苦恼。

专家提示

从医学角度来讲，糖尿病是一个进展性的疾病，所谓进展性疾病，就是无论如何去控制，病的本身还是在进展的，也就是说血糖的水平是在逐渐升高的。至于为什么会这样，现在还不太清楚，也没有很好的药物来阻止它向前发展。因此，在治疗糖尿病的时候，措施就会越来越强化。例如，在早期的时候，可以通过饮食控制和运动把血糖控制好。但是即使饮食控制和运动做得再好，有些患者并且是多数患者的血糖水平还是会升高，这个时候就要采用药物治疗来帮助患者控制血糖。只有很少数的患者完全通过饮食控制和运动来控制血糖，大部分患者在经过一段时间之后都需要采用药物治疗来控制高血糖。一般来讲，饮食控制和运动，能够维持血糖水平也就一两年的时间，这表示很多患者在两年以后都需要药物和饮食来共同控制糖尿病。绝大部分患者糖化血红蛋白控制目标是小于7%，如果超过7%表明对血糖控制得还不够，这个时候应该加强治疗。

* 血糖仪监测

老张患糖尿病已经8年了，通过控制饮食、运动和服用降糖药，血糖一直控制得不错，因为每天他都会用血糖仪测一测血糖，结果都是正常。可是最近老张却多了一件烦心事，因为在复查的时候，医生告诉他，血糖还是不合格。这让老张很是纳闷，难道血糖仪也会骗人吗？

糖尿病是一种进展性疾病，因此大部分糖尿病患者在经过一两年饮食控制和运动之后，还是需要用降糖药联合控制血糖。判断自己目前是不是需要用药有一个标准，就是糖化血红蛋白：如果通过饮食和运动控制，糖化血红蛋白在7%以内，说明这种办法目前有效；如果糖化血红蛋白超过7%，就需要吃药了。

在家中用血糖仪监测出来的血糖值，由于操作环境和方法等原因，有的时候会存在误差，因此家中测血糖只能是一个参考数值，真正的血糖情况，还需要每三个月到医院查一次糖化血红蛋白来明确。

专家提示

血糖是不是符合糖尿病的诊断标准，一定要通过静脉抽血的方法，在医院的实验室里面查出的血糖，才能作为判断是否患糖尿病的依据。小的血糖仪主要用于糖尿病患者在家里用来了解血糖的变化趋势，这种变化趋势可以让医生和患者了解血糖控制的好坏，以及药物作用的特点。在医院做的静脉血糖，主要用于诊断目的。

不同的血糖仪适合不同的患者群。例如，有的血糖仪对缺氧比较敏感，在医院急诊室、重症监护病房等，因为很多患者都是缺氧的，如果用血糖仪会出现检测的误差。

*糖尿病患者血糖变化评价指标

为了找出老张血糖不达标的原因，医生给他做了两项血液检查——糖化白蛋白和糖化血清蛋白。但是老张却一头雾水，因为自己从来都没有听说过这两项检查指标。那么，这化验单上的糖化白蛋白和糖化血红蛋白又是什么意思呢？

专家提示

糖化血红蛋白是指红细胞里边的血红蛋白和葡萄糖结合，形成的一种糖化产物，意即糖化了的血红蛋白。糖化血清蛋白是指除红细胞以外，在血清里面的某些蛋白和糖结合，意即糖化了的血清蛋白。血清中还有一种最主要的蛋白叫白蛋白，这种方法专门测量被糖化了的白蛋白，就叫糖化白蛋白。总的来讲，糖化血红蛋白是反映三个月左右的血糖的平均水平，而糖化白蛋白或糖化血清蛋白是反映 2~3 周的血糖控制水平，所以它们反映血糖的控制水平的时间是有差别的，糖化血红蛋白长一些，而糖化白蛋白和糖化血清蛋白要短一些。

短期的血糖变化，医生用糖化白蛋白来反映，如一个人血糖控制不好，医生给他调整药物。在两三周之后，去测糖化白蛋白，如果糖化白蛋白下降得很好，那医生就基本上可以预测，他可能在以后两个月的时间里血糖还会比较好，所以再测糖化血红蛋白可能就不错。如果医生在用药之后，2～3周之后再测糖化白蛋白，看到它没有明显的反应，也没有明显的下降，那医生就可以判断，可能这个患者对目前的药物治疗调整不敏感，需要找其他方法再加强对其血糖的控制。所以糖化白蛋白可以指导医生来判断在药物调整之后，患者对药物是否有反应。如果有很好的反应，医生就可以等到三个月，用糖化血红蛋白来评价这次调整所带来的效果；如果短期的指标反应不好，那么就提示医生可能不能等那么长时间，要更密切地监测和调整治疗，使患者血糖得到更好的改善。

糖化血红蛋白可以告诉患者三个月之内血糖的平均水平，糖化白蛋白和糖化血清蛋白则可以告诉患者吃药是不是管用。

* 擅自更换药物种类

60岁的老李在五年前查出患上了2型糖尿病，医生让他吃二甲双胍。刚开始吃的时候血糖控制得不错，可是两年之后老李发现，自己的空腹血糖还比较正常，但餐后血糖越来越高，一度达到11毫摩尔每升，怎么都降不下来。老李觉得可能是二甲双胍用的时间太久了，身体产生抗药性了。于是，老李自作主张把二甲双胍换成了拜唐苹。

在饮食控制和运动的基础上，采用二甲双胍治疗是非常正确的。因为全世界的糖尿病指南都建议，如果饮食控制和运动疗效不好，第一个应该使用的药物就是二甲双胍。几乎所有的糖尿病患者，无论是胖还是瘦，都可以把二甲双胍作为一线药物，如果没有禁忌症，二甲双胍可以长期使用，然后在二甲双胍的基础上加其他药物治疗，甚至加胰岛素。

专家提示

在特殊情况下，如出现了严重的肝肾功能问题，需要慎用或禁用二甲双胍。二甲双胍常规的剂量是500毫克，一天吃三次。在长期服用的情况下，不会有任何的不适，可以帮助患者控制血糖，特别是空腹血糖。其实患者的餐后血糖11毫摩尔每升并不是很高。如果糖化血红蛋白小于7%，是不需要调整治疗的。如果糖化血红蛋白超过7%，可以先看看二甲双胍吃得够不够，适当加量。如果在吃二甲双胍的情况下换成拜唐苹，不会增加疗效。因为二甲双胍与拜唐苹的疗效差不多，甚至二甲双胍的疗效要略高于拜唐苹，所以换药对血糖控制不会有很大的帮助。

糖尿病患者千万不要擅自换药。二甲双胍是首选的降糖药，如果效果不好，建议患者加大服药量。如果糖化血红蛋白超过7%，可以把二甲双胍由原来的常规剂量3粒增加到6粒，如果过一段时间测糖化血红蛋白还是没有达标，甚至还可以增加到8粒。通过这样的办法，血糖一般是可以控制住的。

* 降糖药里有学问

对于胃肠功能差和患有胃肠疾病的糖尿病患者，如果吃了二甲双胍之后腹泻，则可以遵医嘱试一试糖适平、伏格列波糖、阿卡波糖这类药物。但是对于没有禁忌症，血糖还控制得不好的患者来说，可以通过增加剂量来提高疗效。如果在剂量很充足的情况下血糖还控制不好，才可以考虑再加上其他降糖药，而不是换成其他药。因为这些药物的作用都差不多，在一种药疗效不好的情况下，换成另外一种药疗效同样不会有明显提高。

* 患者口服药效果不理想改用胰岛素

65 岁的老吕前段时间总感到口渴，还以为是更年期造成的，没想到一次身体检查揭开了事情的真相。她的空腹血糖为 9.2 毫摩尔每升，餐后血糖为 13 毫摩尔每升，被确诊为糖尿病。通过饮食控制和运动效果也不明显，于是万般无奈下老吕开始遵医嘱服用降糖药。可吃了几个月她发现，血糖是下来了，可是体重却上去了，一个月胖了 5 斤。老吕可不想再胖下去了，于是她萌生了一个念头，那就是停药而使用胰岛素。那么老吕使用胰岛素就不胖了吗？

专家提示

糖尿病患者常吃的降糖药中，确实有几类可能会增加体重，如果服用了降糖药发现体重明显增加，当务之急应该是遵医嘱调整用药，而不是盲目注射胰岛素。因为盲目注射胰岛素也可能会增加体重。

* 如何自我判断该不该打胰岛素

由于糖尿病是一种进展性疾病，因此当吃两到三种降糖药，糖化血红蛋白依旧大于 7% 的时候，就要遵医嘱加用胰岛素进行治疗了。吃 2～3 种口服药，血糖仍然不达标，这说明体内急需补充胰岛素，这时就有必要注射胰岛素了，因为若长期高血糖，就会产生严重的糖尿病并发症。

* 用胰岛素后血糖平稳可换回口服药吗

长期服用降糖药，血糖控制效果仍然不明显，胰岛

如果主要的担心不是因为血糖控制不好而换胰岛素，而是因为想控制体重而换胰岛素，会适得其反。因为胰岛素增加体重的作用，要比口服药还要强，一旦用上胰岛素，体重可能增加得更明显，正好和愿望是相反的。

素就要终身注射了。但对于一些刚患上糖尿病的患者，用上短期胰岛素，短期之内血糖降下来以后，就可以停用胰岛素，改换口服药进行治疗。

＊患者打胰岛素后大吃大喝

张先生虽然才 45 岁，但患糖尿病已经有 8 年的时间了，病情一直不稳定，所以一直使用胰岛素进行治疗。他经常是往肚皮上扎一针之后，就开始大吃大喝，无所顾忌。他觉得反正有胰岛素帮忙，多吃点也没关系。这种想法对吗？

专家提示

这种想法是错误的。注射胰岛素也需要控制饮食。因为打上胰岛素之后，需要有和胰岛素剂量相应的食物摄入。一定的胰岛素量，只能管一定的食物的消化和吸收。如果在打了固定量的胰岛素之后，却过量地吃，那么血糖一样控制不好。

＊注射胰岛素　您的注射办法究竟是对还是错

糖尿病一旦进入胰岛素治疗阶段，患者就要注意以下几个方面：首先，需要注意血糖监测，学习如何测血糖，然后根据血糖自己调整胰岛素剂量。其次，需要学习如何根据血糖的变化来微调胰岛素剂量，这样既可以避免高血糖，也可以避免低血

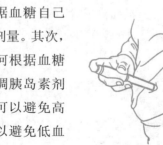

如果某一顿饭胃口不太好吃得比较少了，就要注意监测血糖，并且有必要在下一顿饭之前或者两顿饭之间，适当补充一些食物。运动量要稍微减少一些，从而减少食物的消耗，避免低血糖的发生。

糖。最后，还需要注意注射技术，因为需要用到针头、注射器。怎么注射、哪个角度、在哪个部位、针头需不需要更换等都是需要学的知识。胰岛素一般的注射部位是上臂外侧，大腿的外侧、内侧，腹部（肚脐周围）。有的患者认为如果长期在一个地方注射，会出现硬结，那就要轮换注射。其实，可以在同样的部位，但是在不同的点上来注射。也可以在容易注射的部位注射，如冬天可能就在肚子上注射比较方便。每个人有不同的注射习惯，但只要在这些部位注射，达到很好的吸收效果就可以。另外，胰岛素注射还需要有角度，现在都用短针头，短针头直接扎进去就可以。如果用长针头，需要把皮捏起来，然后45度进针。

* 胰岛素的降糖能力

胰岛素的降糖能力是无限的，即使是很高的血糖，也可以降下来，所以不会出现胰岛素注射后血糖还持续增高的现象。通过胰岛素治疗后，血糖依旧居高不下的原因有很多，最大的原因还是注射方法不当或者剂量使用不正确。

第八章

内分泌的奥秘

讲解人：纪立农
北京大学人民医院内分泌科主任、主任医师

* 胰岛细胞移植是什么？
* 给胃做手术可以治疗糖尿病吗？
* 对付血糖波动有什么方法？
* 常见的甲状腺疾病有哪些？

前沿科学治疗糖尿病，疗效能否大于降糖药？身体中一个小部位出现问题，竟会引发危机？北京大学人民医院内分泌科主任、主任医师纪立农带您远离内分泌疾病。

* 治疗糖尿病的新办法

2012 年 10 月 18 日，四川一家医院为一位 49 岁的糖尿病患者进行了胰岛细胞移植手术。手术成功地治疗了这位患者的胰岛功能，后来这位患者的血糖再也没有高过。于是很多糖尿病患者开始青睐这种手术，都准备去尝试一番。

胰岛细胞移植是治疗糖尿病的新办法，就是把别人的胰岛细胞移植到糖尿病患者身上。这种方法在国外已经有了几十年的历史。

* 胰岛细胞移植的适用人群

胰岛细胞移植只适用于 1 型糖尿病患者。1 型糖尿病患者体内完全没有胰岛素，需要打胰岛素才能生存，才能控制血糖。胰岛细胞移植存在排异现象，也就是说我们身体会排斥和自己本身不一样的器官或细胞，这是一种能力，实际上也是一种保护机制。需要用大量的药物，去压制这种保护机制。所以，在使用压制药物的同时，会使血糖暂时得到一定程度的控制。这种治疗方法的长期效果并不令人满意，很多人移植后的胰岛被排斥了。所以，目前这样的一个治疗方法，虽然在国外比较大的医学中心用于治疗一些糖尿病患者，但不是一个常用的方法，很多地方还掌握不了这种技术。

胰岛细胞移植手术对于治疗 2 型糖尿病患者，目前在全世界范围都是不推荐的。第一，没有很好的医学证据。第二，胰岛细胞移植不适用于 2 型糖尿病患者，这类患者不是胰岛素完全缺乏。2 型糖尿病患者生产胰岛素，但他需要更多的胰岛。以现在的技术，可以从一个人的身上移植胰腺给另外一个人，或者拼合两个人的胰腺。2 型糖尿病患者可能需要 2～3 个胰腺。所以，对捐献器官的数量要求也是更多的。

* 胃肠减重术的适用人群

给胃做的手术有两种：一是把胃给缩小了，二是把胃直接接到肠道里面去。第一种是控制进食量，第二种是控制营养吸收，这样体重就明显降下来了。这种方法最早是治疗肥胖人群的。后来发现肥胖人群中有些人同时有糖尿病，并且做完胃肠减重手术后糖尿病好了，血

用胰岛细胞移植来治疗糖尿病，目前并不是主流的糖尿病治疗办法，只适用于部分体内完全没有胰岛细胞的 1 型糖尿病患者。对于多数糖尿病患者来说，如果血糖控制得不理想，还是需要口服降糖药进行治疗。

通过给胃做手术治疗糖尿病的办法并不适用于每一位糖尿病患者，只对体重指数在 40 以上的极度超重型糖尿病患者有效。所以，服用降糖药依旧是多数糖尿病患者的首选治疗办法。

糖也正常了。这相当于控制饮食，体重下降了，对胰岛素需求量也减少了，所以糖尿病好控制了。胃肠减重术适用于体重指数在 40 以上的患者。现在逐渐发现这个手术对不是肥胖人群的糖尿病患者也有效，但不是 100% 有效。对于一个正常体重的患者有没有效果，现在还在做科学研究和临床研究。

＊糖尿病患者对降糖药的疑问

小李今年 35 岁，刚被确诊为 2 型糖尿病，医生给他开了二甲双胍作为降糖药。但是小李很疑惑，因为从前听说二甲双胍可以减肥，都是给肥胖型糖尿病患者吃的，自己算是瘦人，到底能不能吃二甲双胍呢？

专家提示

二甲双胍能够减轻体重，但减轻的体重是非常有限的，比较胖的患者平均大概能减 2 千克。正是因为二甲双胍能够减轻体重，才会对控制血糖有更好的帮助。糖尿病患者的肝脏不是按时供应糖的，当它慢慢地放糖时，就会引起空腹血糖高、餐后血糖高。二甲双胍的缓解作用主要是在肝脏，它能减少肝脏糖的输出，让肝脏在需要糖元的时候供应，不需要的时候不会过多地分泌糖。另外二甲双胍还可以增加肌肉对糖元的摄取。二甲双胍治疗糖尿病的患者群不分胖与瘦，不过肥胖的患者体重下降相对来说更明显些。

最新研究发现，无论是何种体型的糖尿病患者，二甲双胍都是目前非常好的一种降糖药物。但是对于没有糖尿病的患者来说，不宜服用二甲双胍来减肥。

二甲双胍在治疗糖尿病方面已经有 50 年的历史了，治疗糖尿病时二甲双胍应用最多。它最早是在法国被发明的，后来用于治疗糖尿病。目前，它是世界上治疗糖尿病用量最大的一种药，并且世界上所有的用于治疗糖尿病的指南都建议使用二甲双胍来进行药物疗法。这说明经过50年的检验，二甲双胍的疗效非常确定。总的来讲，二甲双胍具有良好的安全性，不伤肝肾。

* 血糖值为何会有偏差

50岁的老李患糖尿病6年了，血糖一直也控制得很平稳。可就在最近他发现了一个奇怪的现象，前一分钟血糖还是7.8毫摩尔每升，后一分钟就变成了8.3毫摩尔每升。这让他非常疑惑，难道是自己使用了多年的血糖仪失灵了吗？还是自己的降糖药失效了呢？

专家提示

血糖在体内是波动的。正常人因为血糖的波动范围比较小，所以波动的变化比较小，而糖尿病患者的波动范围比较大。

糖尿病患者血糖波动的原因有很多，有时情绪因素也会影响血糖。所以不能单凭一次血糖数值来判断血糖的好坏，应通过每三个月的糖化血红蛋白检查来评估血糖的情况，这种数值最准确。

* 长期服用降糖药效力降低怎么办

长期服用的降糖药，为何突然效力降低？究竟是降糖药失效，还是用药另有诀窍？

如果糖尿病患者自己测血糖发现这种现象，而且再反复测，都有这样的情况，且这种现象出现得比较频繁，应该检测自己糖化血红蛋白的含量。如果糖化血红蛋白达标，可以暂时不管。如果糖化血红蛋白不达标，应该使用治疗空腹血糖升高，或餐后血糖稍高的药物，来使血糖值下降。

无论餐前血糖高还是餐后血糖高，都要根据糖化血红蛋白的水平来调整用药。如果糖化血红蛋白高出正常值，则需遵医嘱给降糖药加量。如果糖化血红蛋白为正常值，则保持现有用药量就可以了。

＊内分泌科第二大疾病

甲状腺虽然很小，但是它却在身体中发挥着非常重要的作用。如果出现问题，就会造成心血管疾病、皮肤病等全身性疾病。那么甲状腺在身体中究竟发挥着怎样的重要作用呢？

甲状腺疾病确实是常见的疾病。甲状腺在人体脖子上，在气管外边，大概相当于食指指甲盖这么大。甲状腺是人体中一个非常重要的内分泌腺，它分泌出来的是甲状腺激素。在胎儿发育和婴幼儿早期生长的时候，对智力的发育、对神经系统发育是非常重要的。所以，如果在那个时候缺乏甲状腺激素的话，可能会长成痴呆儿。对于成年人来说，甲状腺激素和能量代谢、心功能、大脑功能有非常密切的关系。如果缺乏甲状腺激素，就会造成一系列不良的身体反应。甲状腺激素多了也不行，多了之后会让能量代谢过于旺盛，会出现心慌、出汗、体重下降，甚至影响到心脏，引起心衰。甲状腺激素对调节人类能量代谢，对智力的发育、神经系统的发育都是非常重要的。虽然统称甲状腺疾病，但是能分出十几类。有的患者是甲状腺功能过高，分泌的激素多了，这叫甲亢。有的患者是分泌的激素不够，这叫甲减，或者甲低。还有人是甲状腺结节，更严重的是甲状腺癌。大量服碘的人，易患上甲状腺疾病。

过多地摄入碘，是目前可以知道的导致甲状腺疾病的一个重要原因。

* 甲状腺疾病需要警惕的表现

最常见的是甲状腺功能亢进和甲状腺功能低下。甲亢患者容易被激怒。甲减在早期的时候不容易察觉，特别是女性。女性在 55 岁以后出现甲减的概率比男性高。如果有条件的话，建议超过 55 岁的女性每年做一个甲状腺功能检查，可以更早发现甲减。当甲减进入重症期时会无力、怕冷、虚胖，甚至贫血、脸色苍白、说话缓慢。因为甲状腺和大脑的功能有关，所以对事物反应都显得有点迟钝，更严重者会引起心脏及其他器官的问题。在好的医疗条件下，做甲状腺功能检查，就能发现问题。如果检查出来后，一般服用上甲状腺激素，症状很快就会消失，但是不能去根，只要终身服药，基本上就没有这些不良的影响了。

* 体检查出甲状腺结节

30 岁的小李参加了单位的例行体检，在她做 B 超的时候医生发现，小李的甲状腺长了一个 0.5 毫米大小的结节。小李很疑惑，甲状腺结节究竟是怎么一回事呢？自己都不知道甲状腺长在哪，平时也没有任何症状，怎么能得了甲状腺结节呢？当时医生告诉她，需要定期体检。如果甲状腺结节不再发展，那就不会有大问题。但小李总觉得毕竟长了一个异物在身体里，怎么就会没事呢？那么接下来小李应该怎么办呢？

专家提示

大部分甲状腺结节是良性的，即使有些是恶性的，也是长得非常慢的，也许它跟着一辈子，但都不会扩散到其他地方，所以并不是说一见到结节就要想到癌症。发

甲状腺结节多为良性，只有很少的一部分会发展成甲状腺癌。如果 B 超检查发现红豆大小的结节，就需要进一步进行穿刺检查，来排除癌变的可能。

现结节一定要到专科医院，到比较好的有诊疗经验的外科和内分泌科去看病，然后让医生给制订一套检查方案，去评估甲状腺结节到底是恶性的还是良性的，只需要观察就可以了。

* 多发性甲状腺结节

56岁的老张曾经在30岁的时候就查出过有多发性甲状腺结节，由于当时4个结节都只有0.3毫米，非常小，老张也没有再复查过。直到2012年8月，老张参加体检时才发现，她的结节有了一些增长，其中的两个结节都呈现弥漫性，这让她十分害怕。那么这种检查结果到底意味着什么呢？

专家提示

多发性甲状腺结节是老年化现象，往往随着年龄的增长，多发性的结节会增加。如果一个就是独立的，多就是多于一个，但往往是可以同时看到，如结节有十几个，有大有小，或是差不多大小，在甲状腺的两侧一般都有。如果长得比较快、比较大，再考虑外科治疗。多发性甲状腺结节患者发生恶性转变的概率并不高。有一些像甲亢、甲减都是弥漫性的，因为整个甲状腺组织腺体出了问题。血流丰富，一般在甲状腺功能亢进的时候可以看得到。因为血管血液流动比较快，血管比较充盈，所以叫血流丰富。低回声，一般是一些结节，或者囊肿。如果有这样的描述，可以去找医生，如内分泌科医生或普通外科医生，让他再去进一步地解释、检查就可以了。

如果在B超结果上发现弥漫性、低回声的字样，千万不要害怕，因为这些术语并非意味着甲状腺结节是恶性的，通常不会有大问题。

第九章

阻击"甜蜜杀手"

讲解人：纪立农、陈伟

纪立农　北京大学人民医院内分泌科主任、主任医师

陈　伟　中国医学科学院北京协和医院肠外肠内营养科副主
　　　　任、副主任医师

* 肥胖是糖尿病的主要诱因吗？

* 不吃糖就不会得糖尿病吗？

* 如何通过量化饮食与运动降血糖？

目前，糖尿病是全球广泛流行的一种严重疾病。糖尿病有哪些诱因？哪种肥胖易得糖尿病？糖尿病能否逆转？如何通过量化饮食和运动来预防糖尿病？北京大学人民医院内分泌科主任、主任医师纪立农，中国医学科学院北京协和医院肠外肠内营养科副主任、副主任医师陈伟为您解答。

* 肥胖是糖尿病的主要诱因

世界卫生组织和国际糖尿病联盟都有一个比较明确的规定，即如果男性腰围超过 90 厘米，女性超过 80 厘米，就认为是肥胖了。腰围与身高没有直接关系，如果是预测糖尿病风险，可以参考臀围。用腰围去除以臀围，得到的比值越高，说明得糖尿病的风险也就越大。

根据腰围和臀围的比例值，肥胖可分为两种，一种叫苹果型肥胖，另一种叫梨型肥胖。苹果型肥胖就是老

百姓常说的将军肚，明显表现出腰围大于臀围；梨型肥胖的人腰围小于臀围。从发病风险来看，苹果型肥胖的人更容易出现糖尿病和心血管问题。

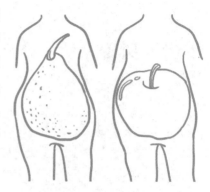

* 遗传的不仅是基因　还有生活方式

糖尿病与遗传相关，有一定的遗传背景，表现出很高的家族聚集性，遗传还有一个含义是生活方式的遗传。父母给孩子造就饮食的环境，会养成孩子的饮食习惯。尤其是现在快餐食品更多地进入日常生活，不良的饮食习惯很可能成为糖尿病的温床。父母患有糖尿病，孩子比较容易遗传到这样的基因，但是，真正引发糖尿病的是不正确的生活方式。因此说遗传基因并不可怕，只要掌握了正确的生活方式，一样可以避免糖尿病的发生。

* 新生儿体重超重　母子易患糖尿病

一般老百姓的观点，生一个八斤的大小子是一件喜事。实际上这说明两个问题：第一，母亲在怀孕期间出现过高血糖，所以她的高血糖可以刺激胎儿生长。第二，这样的胎儿生下来之后，今后发生糖尿病的概率也要比体重较轻的胎儿发生糖尿病的概率明显提高。生过大胎儿的母亲或者是在怀孕期间出现过高血糖的母亲在分娩之后，糖尿病往往可以暂时消失，但是今后出现糖尿病的机会要比一般人多得多。

* 不是不吃糖就不会得糖尿病

在营养学上，糖类是一大类，包括很多种食物，如蔗糖、牛奶中的乳糖。更大的一类是在各种主食中含有的多糖。不同的糖在人体内对于血糖产生的影响是不一样的，如吃简单的糖，像葡萄糖或者是蔗糖，在体内代谢是比较快的，它的升糖相对速度会快一些，而吃的肉类、淀粉最终也会转变为葡萄糖。

* 专家支招降血糖　量化饮食与运动

快餐尤其是一些油炸的食物，常被称为垃圾食品，因为它的含油量很高。可人们都忽略了，我们一直引以为傲的东方膳食很大一部分也是使用大量油脂烹制的，其中以猪油为主的动物油脂和各种植物油脂就占据了餐桌的半壁江山。在日常生活中，人们总会接触到不少高糖类的食品，如看到精美的糖果、糕点、甜品就会忍不住品尝。另外，人们在看电视的时候经常会吃一些休闲食品，如果脯、薯片，它们所含的能量也都非常高，这种能量摄入过多是在不知不觉中造成的。

正常的空腹血糖值应该是在6.1毫摩尔每升以下。如果空腹血糖在6.1～7.0毫摩尔每升，或者通过口服75克的葡萄糖进行糖耐量试验，2个小时后的血糖在7.8～11.1毫摩尔每升，就意味着到了糖尿病前期。世界卫生组织对于糖尿病前期或者预防糖尿病提出"五点"：①少吃一点；②多动一点；③勤学一点；④放松一点；⑤如果有必要应该稍微吃点药。

肌肉是消耗糖最大的组织，所以当肌肉体重占整个身体的比重大的时候，脂肪的体重就下来了，如果不能

女性在孕期应密切注意自己的饮食，在保证营养均衡的基础上应减少高能量的摄入，并定期测试血糖。

糖尿病并不是吃糖引起的，生活中不必完全拒绝含糖食物，只需注意不能摄入过量。

做到每天步行 6000 步以上，或者每天累计 30 分钟、每星期有 4 天以上的活动，那么很有可能会患糖尿病，或者说血糖就有可能发生异常。

预防糖尿病就要做到不能吃得太饱，吃到七八分饱最好，另外要注意的是，尽量少吃能量高的食物。运动方面要坚持，每天至少步行 6000 步，或者累计达到 30 分钟运动量，主要以有氧运动为主。力量运动可以一周进行 3 次，每次运动 5 ~ 10 分钟。不方便力量运动的人可以选择游泳、体操等方法。

日常运动应以有氧运动为主。有氧运动包括步行、跑步、骑自行车、游泳、打篮球以及太极拳、太极剑等中国传统的运动项目。另外应该适当

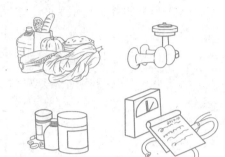

地加入一些循环阻力运动，阻力运动就是力量运动，目的是增加肌肉的力量。肥胖者剧烈运动会给膝关节造成巨大压力，为了保护膝关节，可以做一些非承重的运动，如平地骑自行车。此外，还有水中的运动，如游泳或者水中漫步。对于一些非承重运动都做不了的患者，可以以伸展运动为主，并以身体的上肢运动为主，如做一些体操。

第十章

远离肥胖

讲解人：杨金奎
首都医科大学附属北京同仁医院内分泌科主任、主任医师

* 您属于肥胖人群吗？
* 怎样吃走肥胖？
* 如何通过药物、手术治疗肥胖？

肥胖，通常不被人们视为一种疾病，但是它却潜藏健康危机。糖尿病、高血压、高血脂等慢性病很多都是肥胖引起的，肥胖可以被称为"万病之源"，那么什么样的患者就属于肥胖了呢？又该用什么办法来治疗肥胖呢？首都医科大学附属北京同仁医院内分泌科主任、主任医师杨金奎为您解答。

* 什么样的患者算肥胖

肥胖是指人体的脂肪组织数量增多，超过了正常的范围，也就是人体含的油比例多了。这种肥胖有两种形式，一种是丰满，还有一种叫臃肿，它们对身体的危害是相差甚远的。丰满对身体的负面影响是很有限的，甚至有些方面还有正面影响。什么样叫丰满呢？它主要是以皮下脂肪堆积为主，特别是臀部、大腿这些部位的脂肪堆积。臃肿对身体的危害非常大。臃肿主要是指内脏脂肪的堆积，主要围绕肝、胃等腹腔脏器。研究表明，过多的内脏脂肪会增加患糖尿病、心脏病和其他各种代谢性疾病

的机会。

判断自己是否属于肥胖，可以用体重指数（BMI）来判断。体重指数是用体重（千克）除以身高（米）的平方。如果得数在 18.5～25 则为理想体重；如果是在 25～28 就属于超重；超过 28 就叫肥胖；如果超过 35 是极度肥胖。体重超重者糖尿病患病概率比体重正常者高出 4～5 倍；同时，体重指数每增加 1，冠心病的发病风险就会增加 12%。

除了体重指数可以测试是否属于肥胖，还可以采用另外一个方法，就是测腰围。特别是对于糖尿病患者，有患心血管疾病的风险。有冠心病、高血压的这些患者，用腰围更能够说明问题。现在普遍用的是亚太地区的标准——成年女性腰围不能超过 80 厘米，成年男性腰围不能超过 90 厘米。测量腰围总体上非常简单，但是也要掌握标准：要紧贴着皮肤来测量，测量的位置是在脐上两指。

＊ 肥胖者的饮食、运动治疗

1. 饮食

在饮食中，要避免高脂肪、高胆固醇食物，少吃油炸食品，多吃蒸、煮、拌的食品。食物种类要多样化，不要过度节食，不要偏食，以便保证营养素的全面供应。注重合理的饮食习惯，细嚼慢咽。

2. 运动

对于大多数人来说，建议做有氧运动。什么叫有氧运动？就是在这种运动状况下，肌体是处于有氧代谢的状况。做操、打太极拳、慢跑、快走、打羽毛球、打乒乓球、游泳……这些都属于有氧运动。无氧运动是和有氧运动相对的，举重、短跑、跳高、跳远……这些都是无氧运动，不适合用来减肥。另外，对于老年人来说，不建议做登山运动，因为登山运动可能会伤到骨关节，还可能有潜在的心血管方面的风险。值得注意的是，有人认为散步几个小时，运动量肯定够了。其实这样的散步是在浪费时间，它对于减肥没有效果。那么怎样运动才算合格呢？运动时有一个"一三五七"口诀："一"是每天至少有一次运动；"三"是每次运动要持续30分钟；"五"是每个星期要运动5天；最后一个是"七"，就是运动时的心率要等于170减去您的年龄，50岁的人在120左右。坚持这种"一三五七"口诀，持之以恒就能达到良好的效果。

* 肥胖者的药物、手术治疗

小捷从小就体型偏胖，尝试过很多种减肥方式，最近一年来一直在吃一种便宜的减肥药。一天中午，小捷回家吃饭，刚走到楼下，她突然感觉胸闷、呼吸困难。于是赶紧拨打了急救电话。经过医生的检查，小捷患上了肺动脉高压。她患病正是因为所服用的药物中含有一种名叫盐酸芬氟拉明的成分，长期服用就会影响心血管系统，严重的导致肺动脉高压，甚至引发心脏瓣膜疾病。

专家提示

药物治疗肥胖首先应该是在饮食和运动治疗的基础上。在饮食、运动控制不佳的情况下可以配合药物治疗。服用减肥药，第一是一定要有规律。不建议长期吃，吃到一定程度控制住了，就要停掉，再通过饮食、运动来巩固效果。第二是极度肥胖才推荐使用减肥药。体重指数如果在35以上，一般单独用饮食、运动方法效果不佳，

肥胖的药物治疗是在饮食和运动的基础上进行的。肥胖还可以通过手术治疗，让胃的体积小一点。抽脂手术对于疾病的治疗没有意义。

可以配合药物治疗；如果体重指数在 40 以上，那就可以考虑使用手术的方法来治疗肥胖。手术治疗减肥，主要有两种方法：一种是把胃肠进行短路，让它只能吸收这一段食物；另一种是胃束带手术，就是通过一个胃束带把胃的体积缩小一点。需要注意的是，有很多人为了减肥去做抽脂手术，这是误区，因为抽脂手术吸取的是皮下脂肪，对于疾病本身没有治疗意义。

第十一章

糖尿病的饮食方略

讲解人：杨金奎
首都医科大学附属北京同仁医院内分泌科主任、主任医师

* 吃糖过多会导致糖尿病吗？

* 无糖食品可以放心多吃吗？

* 糖尿病患者可以吃的水果有哪些？

* 糖尿病如何用药物治疗？

人们说糖尿病都是嘴惹的祸。那是不是吃糖多就会得糖尿病呢？市面上有很多无糖食品，是不是可以放心多吃？糖尿病患者可以吃水果吗？首都医科大学附属北京同仁医院内分泌科主任、主任医师杨金奎为您解答。

* 糖尿病是吃出来的

1. 吃糖会导致糖尿病吗

吃甜食并不会直接导致糖尿病。得不得糖尿病还是看吃的食物是否能产生大量的能量。如西瓜和馒头，从口感来分，西瓜比馒头甜，可是就能量来讲，西瓜提供的能量要低于馒头。所以吃甜食太多不是得糖尿病的主要原因。

2. 吃高纤维食品对糖尿病患者有好处

纤维素主要存在于各种蔬菜、水果中，另外海藻类、豆类中也大量存在。多吃一点纤维素，可以延缓糖的吸收，对于糖尿病患者是非常有利的。此外，还可以增加胰岛

素的敏感性，也就是纤维素多吃一点，胰岛素可以适当地少打一点。但是也要说明，不能过分夸大纤维素的作用，它不能完全替代药物治疗。

3. 无糖食品可以放心吃吗

无糖食品也不能吃太多。无糖食品给人以一种错觉，好像这里面没有糖，糖尿病患者肯定能吃。其实无糖是指在消化前无糖，到体内消化完了它还会被分解成糖，所以吃多了以后，照样会使血糖升高。当然，糖尿病患者吃点无糖食品还是有好处的，就是它吸收得相对要慢一些。

4. 任何食品都不能降糖

有些人说，吃南瓜能够治疗糖尿病，实际上这是一个误区。南瓜只是纤维素多一点，但是吃多了以后，它和主食一样，同样可以升高血糖。现在根本没有可以降糖的食物。

5. 什么样的水果适合糖尿病患者，吃的时间有什么讲究

一般糖尿病患者是可以吃水果的，但是要有前提条件。第一，血糖目前控制得比较好才可以吃。第二，尽可能选择在一天当中血糖水平比较低的那一段时间吃，如两餐之间。吃的时候尽可能选含糖量比较低的水果，如梨、桃、猕猴桃、柚子等。这些水果是含糖量低，并不是口感上不甜。口感的甜和实际的含糖量有一定的差别，如香蕉，香蕉吃起来不甜，但实际上含糖量是很高的；而西瓜吃起来很甜，但是含糖量不高。

* 糖尿病患者的饮食

1. 吃馒头、米饭、面条之类的细粮对于控制血糖是

否效果更好

在总量、重量相同的情况下，馒头、米饭、面条、粗粮这几种主食含糖量相差无几。

2. 糖尿病患者吃水果是否需谨慎

水果含糖量的多少与口感的甜淡无关，西瓜可以适量多吃，但香蕉一定要少吃。糖尿病患者想要吃得健康、吃得饱，别忘在两餐之间吃点含糖量低的水果和蔬菜。

3. 糖尿病患者一天要吃多少肉

糖尿病患者也需要摄入肉食，但是要尽可能地选择一些脂肪含量少的肉类。最好的选择是鱼类，大概脂肪含量接近40%。牛、羊肉大概占到50%，鸡肉也是50%，猪肉最高，在60%以上。对于绝大多数患者来说，这些肉都是可以吃的，关键是总量，不要超过二两，这些都可以吃。

4. 吃苦瓜是否可以降糖

苦瓜的降糖作用十分有限，若不喜欢其口感，就没必要大量食用。

* 糖尿病的克星——地中海饮食

地中海饮食是地中海地区的饮食方式。它有几大特点：①相对清淡，原汁原味，先吃蔬菜沙拉，这样就差不多快饱了。②用的是橄榄油，富含不饱和脂肪酸。而且，橄榄油不能炒，只能是做凉拌菜。③提供能量的各类食物中肉类相对多，但都是以鱼和海鲜为主，饱和脂肪酸非常少。当然还包括每天吃少量的奶酪、酸奶，这些也都是不错的。地中海饮食最大的得益在两个方面，一是能量的总量相对偏低，二是它含的脂肪主要是不饱和脂肪酸。

第十二章

让血糖"高不成低不就"

讲解人：杨金奎
首都医科大学附属北京同仁医院内分泌科主任、主任医师

* 如何正确使用胰岛素？
* 糖尿病的前兆是什么？
* 有哪些低血糖的自我救治？

遗传、肥胖、错误的饮食习惯，到底谁才是糖尿病的罪魁祸首？得了糖尿病，该如何正确使用胰岛素？生活中，怎么才能远离糖尿病的发生？神秘的地中海饮食是怎样辅助调理血糖的？首都医科大学附属北京同仁医院内分泌科主任、主任医师杨金奎为您解答。

* 注射胰岛素并不代表糖尿病加重

刘女士是一个糖尿病的老病号了，自从得病以后，她就成了药罐子，每天都得吃药。但是即使这样，她的血糖还是波动得很厉害，经常饭后2个小时测血糖也有十几个单位。但由于身体上并没有出现任何的不适，所以刘女士也就没有太在意。可是就在患病的十年以后，医生告诉刘女士，通过吃药已经控制不好她的血糖，以后她得注射胰岛素了。刘女士很奇怪，难道自己的糖尿病加重了吗？

专家提示

用胰岛素不一定是她的病发展到了很严重的地步。

用不用胰岛素主要是根据当时患者的血糖情况，如果当时血糖太高，考虑到口服药可能起不到很好的效果，此时就可以短时间用胰岛素降糖。另外，病程比较长的患者，胰岛功能比较差，这种时候就得用胰岛素治疗。那么，胰岛素但凡用上之后，还能再换成口服药吗？根据每个人的情况，有的是可以的。如果治疗一段时间后，血糖控制得非常理想，可以逐渐把胰岛素的量减下来。这时血糖依旧控制得很理想的话，说明患者的胰岛功能还在，这样的话就可以逐渐停掉胰岛素，改成口服药。

* 增加胰岛素注射量要慎重

自从开始注射胰岛素以后，刘女士对于自己血糖的检测越来越多了，不仅在餐前测血糖，还在餐后也增加了测血糖的次数，而且为了让血糖降到规定的范围，她还给自己增加了胰岛素注射量。她的做法对吗？

专家提示

对于一些老患者，已经掌握了一些打胰岛素的技能，可以给这样的患者一个自由度，大概是 2～4 个单位的自由度。如果在调整了之后，血糖控制得还不好，就一定要请教医生。不要过多地增加胰岛素的量，如果增加得太多，可能会增加患心脑血管病的风险。

注射胰岛素的最佳部位是肚脐周围，每次相隔半寸换位置注射。

* 低血糖更危险

李阿姨的糖尿病一直控制得不错，可最近几天总是便秘。她听说吃香蕉管用，可自己患有糖尿病又不能多吃，想来想去她想到一个好办法，一边大量吃香蕉，一边增大降糖药的剂量。可没想到，没过多久，李阿姨竟出现了低血糖昏迷。

专家提示

糖尿病的治疗本身就把饮食治疗和药物治疗都作为治疗的一部分，也就是糖尿病患者的饮食和药物一样，一定要按时按量。正确用药不仅要将血糖降下来，还要避免出现低血糖，所以糖尿病患者一定要遵医嘱，不可私自改变药量。

* 低血糖自救

发生低血糖是十分危险的，严重了就会休克。尤其是糖尿病患者，更容易出现低血糖的情况。那么突发低血糖，该如何自我救治呢？

发生低血糖要注意两件事：第一，要带急救卡；第二，要备点零食。

假如自己感觉有低血糖的情况，赶快吃点东西，先把血糖升上来，高血糖没有低血糖可怕。最关键的是身上备一个急救卡，这种卡一定要放在醒目的位置，能让人看到。卡上要注明自己是糖尿病患者，在哪一家医院就诊，医院的电话以及亲属的电话。一般倒下都是低血糖的缘故，这时把口袋里面的零食拿出来让患者吃，就可以缓解症状。

* 糖尿病患者关注饮食很重要

自从刘女士得了糖尿病以后，每天都按时按点吃饭、吃药，至于别的方面也就没太在意，特别是对于医生强调的饮食问题，并没当回事，每天吃什么、吃多少都没有限制，血糖也跟着起起落落，一直没有平稳过。难道刘女士的血糖控制得不好，竟是因为饮食？

专家提示

糖尿病是和饮食密切相关的。糖尿病患者的饮食控制容易走向两个极端：一个是害怕吃东西，认为得了糖尿病，这也不能吃，那也不能吃；另一个是不重视糖尿病，认为不用控制饮食。其实饮食的总量控制要在合理的范围内，要避免这两个极端的出现。

* 糖尿病患病原因

一次偶然的机会，刘女士在跟朋友聊天的时候说起自己脖子后面经常长出两个小疖子，反反复复地长，一直没有完全好。其中有位学医的朋友就怀疑她得了糖尿病，建议她去医院做个全面的检查。经过了血糖测试和糖耐量的检查之后，一张确诊糖尿病的诊断书把刘女士给吓慌了：自己怎么就得了糖尿病了呢？

专家提示

刘女士脖子上反复长疖子，是糖尿病的一个信号。糖尿病主要是由于免疫力下降引起的，因为糖尿病主要是由于胰岛素出了问题，第一是产生胰岛素的量不够，第二是胰岛素不能发挥作用，会引起糖、脂肪和蛋白质三大物质的代谢障碍。由于三大物质代谢障碍，免疫力就会下降，容易导致感染，长疖子、长疙瘩、口腔炎等。这些都是糖尿病的先兆。

糖尿病已经成为一个广泛流行的慢性病，所以广大群众，只要是年龄在45岁以上，最好每年都检查血糖。

第十三章

甜蜜的帮凶

讲解人：杨金奎

首都医科大学附属北京同仁医院内分泌科主任、主任医师

* 糖尿病和心肌梗死是否有联系？

* 病变已经侵犯到了眼睛有哪些症状？

* 什么是胃轻瘫的原因？

　　大病来袭，为何能轻松地欺骗身体，导致危险发生？看似温柔的甜蜜，却在悄悄蚕食着身体。首都医科大学附属北京同仁医院内分泌科主任、主任医师杨金奎带您寻找糖尿病的蛛丝马迹，让您提前穿上健康"防弹衣"。

* 患上糖尿病就相当于发生过一次心肌梗死

　　患糖尿病的和没患糖尿病但有过心肌梗死的风险是一样的，也就是它们之间的风险是等危的，得了糖尿病就相当于以往已经有过一次心肌梗死。

　　弗朗明翰的研究观察了两组人群：一组是已经得过心肌梗死的。就像家里的自来水管，这种水管已经锈了，堵塞过一次，下次再发生堵塞，它的危险比别的水管堵塞的危险更大。另外一组人群就是得了糖尿病但并没有发生过心肌梗死的。研究结果显示，这两组人群将来发生心肌梗死的风险是一样的。

* 糖尿病患者对疼痛不敏感 导致心肌梗死难以被发现

糖尿病患者得了心肌梗死的特点和普通人群得心肌梗死不一样。很多人都知道，得了心肌梗死以后，会突然捂着胸口不动，大汗淋漓很难受，这是一种人体对疾病的反应。得了心肌梗死或者心肌缺血以后，血管堵塞了，人就会有反应，表现为一种制止性的反应。这种时候就会有一种保护性的措施，如就会休息下来。

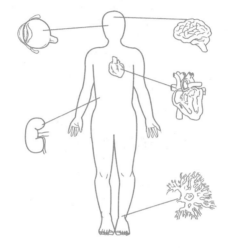

但是糖尿病患者的这种能力会下降，因为这种反应要通过人的神经系统表现出来，而恰恰糖尿病患者失去了这种神经性的反应，也就是糖尿病神经病变导致了这种应激能力下降，患者没有感觉，这反而是更严重的。因为一个没有糖尿病的患者发生心肌梗死以后，就赶快躺下来或者休息，但是糖尿病患者可能还在继续干活，这种时候的风险比普通人要大。

没有明显的症状是特点之一。有一个病例，也能说明这一点。曾经有一个患者，在"非典"流行的时候，感觉到浑身无力，但是说不清楚。仔细问，就是爬楼梯觉得非常累，爬不上去，但又不像是心功能不全的表现，也没有明显的心绞痛的表现。做一个冠脉造影以后，这个患者有一条血管已经有90%的堵塞，如果不及时进行

糖尿病和心脏病是等危的，得了糖尿病就相当于得了一次心肌梗死，而且糖尿病患者发生心肌梗死的时候，由于神经受到损伤，所以难以感知，常常感觉不到身体上的疾病征兆，容易错过治疗时机，导致死亡。所以糖尿病患者一定要预防心肌梗死的发生。

治疗，很有可能在不知不觉中发生致死性的心肌梗死。

* 糖尿病患者如果发生心绞痛常为放射状而非点状

疼痛部位往往是和心脏疼痛的放射部位相关的。心脏如果发生绞痛是放射性的疼痛，但疼痛不是一个点，而是一个有放射性部位的面，这跟神经走向有关系。如左胳膊或背后、胆囊区域疼痛，都有可能是心绞痛引起的放射痛。

* 糖尿病的危害

大血管并发症部位主要是在心脑血管和肢体，特别是下肢的血管。微血管并发症主要部位有眼睛、肾脏和神经。这些都是糖尿病的并发症和合并症。

打一个比方，人的血液是全身到处流动的，相当于把人所有的细胞泡在血液里面。如果血液成为高糖状态，就相当于身体全部泡在糖水里面或者蜜饯里面，那么身体就变成了蜜饯，所以它的危害一定是全身性的。

糖尿病真正的独有的并发症是糖尿病视网膜病变和糖尿病肾病。另外，糖尿病使这些并发症风险增加，如糖尿病大血管病变，心血管病、脑血管病，糖尿病增加了这些病 2～4 倍的风险。一个普通人有可能发生脑梗，但糖尿病患者发生脑梗的风险大概是普通人的 4 倍。

糖尿病对人体的伤害主要是从大血管和微血管两个方面进行的，包括眼睛、牙齿、肺部、心脏、肠胃、胆囊、肾脏、关节和脚部。其中，糖尿病视网膜病变和糖尿病肾病、糖尿病足病是糖尿病的特殊病变。

糖尿病患者对于心绞痛的感觉并不敏感，如果发现心脏附近放射性疼痛，如左胳膊、左肩、左后背，或是胆囊区域放射性疼痛，有可能是心绞痛造成的，要引起重视，及时到医院就诊。

* 糖尿病视网膜病变

47 岁的李先生最近发现视力下降得越来越厉害，报纸上的字越来越模糊，电视节目也看不太清楚，没想到自己年纪轻轻就得了老花眼，不得已只能到眼镜店配了一副眼镜。可是戴了眼镜之后也解决不了问题，总觉得看东西还是比较模糊，于是来到了医院。医生告诉他，这不是普通的眼病，建议他到内分泌科去看一看。

专家提示

外在的表现是不典型的，就是指患者不能通过自己的感觉或者症状做出判断，要通过医生的早期检查，才能够确定。所以，建议所有的 2 型糖尿病患者一旦确诊，就要查一次眼底，即使没有问题，也要坚持每年查一次。如果出现问题，那需要半年甚至三个月查一次眼底，不能只通过自己的感觉。在临床上也经常碰到一些患者，因为眼睛失明了来看病，结果发现是糖尿病。

糖尿病患者一旦确诊，不光是血糖出问题，包括血压、血脂、心脑血管、肾脏、神经，特别是眼底都有可能出问题。因为糖尿病一经诊断，大概有 20% 的患者已经有眼底的问题，如果不检查就存在一定的风险，随着时间的延长，风险会加重。

糖尿病视网膜病变是糖尿病所特有的。糖尿病患者通过眼部检查，不仅能了解到眼睛是否出现病变，而且还能发现肾脏的问题。建议糖尿病患者每年做一次眼底检查、一次生化检查，以及每 3 ~ 6 个月做一次糖化血红蛋白检查。

* 糖尿病的多种病症

糖尿病患者发生牙龈疾病或者牙齿疾病的风险要比其他人高，而且还会影响愈合。例如，糖尿病患者得了牙龈炎有可能会引起其他感染，如败血症。

最近几个月，林女士被自己的胃肠折腾得不轻，每天只要吃东西就马上呕吐。即便吐不出来也觉得腹部胀得难受。林女士到消化内科就诊,医生判断她得了慢性胃炎,然而经过一个多月治疗,症状却始终没有缓解。林女士在一次体检中被诊断为糖尿病,再结合林女士长期呕吐腹胀的病史,医生说她的肠胃不适是糖尿病的并发症之一——胃轻瘫。

专家提示

糖尿病并发症胃轻瘫是由于植物神经受到影响,糖尿病患者胃动力得到的神经支配情况就会减弱,由于支配这些胃肠系统的神经系统受损,会导致蠕动能力下降。

由于人体需要血液,这时候心脏就像水泵一样,要把大量的血往外泵,脉搏加快,同时也增强力量。当然血压升高了,心律就加快了。这是需要神经系统来调节的,一旦身体运动,就有信号告诉心脏,泵快一点,血压得高一点,这样全身的血供才够。但是糖尿病患者的这种能力下降了。有些患者会在运动的时候,发生严重的体位性的低血压,会晕倒。这就是由于糖尿病植物神经紊乱导致心血管的调节能力下降,心跳该慢的时候慢不下来,心跳该快的时候快不上去。

便秘也是糖尿病患者常见的一种病症,给患者带来很大的痛苦,大量的毒素排不出去,大便在体内的时间过长,毒素的吸收比别人要多,也会加重肾脏、肝脏的负担。如果大便两三天都排不出来,毒素在体内残留,就会加重肾病。

* 糖尿病肾病不容忽视

60岁的李大妈患糖尿病10年了,平时除了定期去医院买口服降糖药之外,没有特别的重视。最近她发现自己下肢轻微浮肿,夜尿增多,尿中还有泡沫,到医院检查发现蛋白有三个加号，血液肌酐达到了235毫摩尔每升，她的肾脏出问题了。

专家提示

糖尿病肾病是糖尿病最危险的并发症之一，也是糖尿病的主要死亡原因之一。大概30%的死亡患者是由糖尿病肾病所导致的。特别是对于1型糖尿病患者，这种风险要更高一些，大概超过50%死亡患者是由于肾功能衰竭。

在肾脏透析当中的比例，追诉原因最多的是糖尿病肾病所导致的透析，大概占到40%，其次是慢性肾病。以往是20%～30%，因为糖尿病患者群越来越多，所以在透析当中，糖尿病肾病所占的比例也是越来越高的。

糖尿病肾病表示糖尿病发展到相当严重的一个程度了。而糖尿病肾病出现浮肿，往往是由低蛋白血症引起的——血里面有大量的蛋白随尿液排出。

出现糖尿病肾病，说明已经发展到糖尿病中晚期，不仅会出现腿部浮肿和夜尿增多，还可能需要透析，甚至导致肾功能衰竭。需要透析的肾病患者中，有40%是糖尿病肾病患者。

* 糖尿病足

感知自己是不是得了糖尿病足有四个办法来判断。如果定义为高危足，患者每天都要倍加小心。

第一个，高危足主要是看有没有足背动脉，如果摸足背摸不到脉搏，则是高危足的表现。

第二个，足部有逐步畸形生长的趋势，如明显的足弓加大或者平足，或者脚趾头长歪，这就是畸形的表现，也是高危足的表现。

第三个，以往曾经有过糖尿病足的病史。

第四个，用10克的呢绒丝放于患者的脚底，如果患者不知道有东西压，说明对这10克的重量是没有感知的，也是高危足。

糖尿病足是一种综合性的危害造成的，可以通过四个方面提前发现，如果足背摸不到脉搏，脚部开始出现畸形也就是足弓、平足，以及曾经得过糖尿病足病的，都属于高危足，要引起重视。此外也可以通过用10克的呢绒丝放于脚底，以患者能否感知来确定是不是高危足。

第十四章

驯服不听话的血糖

讲解人：杨金奎

首都医科大学附属北京同仁医院内分泌科主任、主任医师

* 让糖尿病患者面临痛苦的错误认识有哪些？
* 糖尿病患者通常经历哪三个过程？
* 糖尿病患者不吃糖类食品是否就能控制好血糖？

血糖忽高忽低，到底背后隐藏着哪些秘密？人人都会的运动，其实也有很多窍门，如何才能做到有效运动？首都医科大学附属北京同仁医院内分泌科主任、主任医师杨金奎教您在生活细节上找平衡，控制好血糖。

* 血糖的控制

赵女士自从得了糖尿病以后，对自己的饮食和生活都非常注意，每天还要定时测量血糖。但是最让她苦恼的是，自己的血糖一直没有控制得特别好，经常是在餐后血糖达到十个单位以上，这让她非常苦恼。她也尝试调整了自己的饮食数量和种类，可是血糖总也控制不好。

专家提示

首先要了解一些控制血糖的基本知识。能够把血糖平稳地控制住，既不能让它高，也不能让它低，相当于走钢丝一样。人体能够降血糖的物质只有胰岛素。如果胰岛素多了，那会引起低血糖，胰岛素不够会引起高血糖。其次就是饮食和运动，饮食如果跟不上，血糖就会低，

吃多了则会高。运动过度会低，不运动会高。这三者之间，相当于一个完整的平衡系统，每一个方面出了问题，都有可能导致血糖的波动。

* 导致血糖不稳的原因

一是饮食，二是运动，三是药物。

因为正常人是靠自身的胰岛素调节，糖尿病患者由于胰岛素调节出了问题，就要用药物。所以三个方面，即饮食、运动和药物之间要平衡。

血糖控制不好，主要与胰岛素分泌、饮食和运动密切相关。

* 对待糖尿病的态度

71 岁的李先生被诊断出患上了糖尿病，由于身体并没有出现太多不适，所以他并没有把这件事情当回事儿，生活依然我行我素，也不吃药，生活一点儿没受影响。可是最近一两年他发现，自己的尿液出现了泡沫，而且眼睛也看不清东西了，到医院检查才知道是患上了糖尿病眼病和糖尿病肾病。

专家提示

发展到这种程度了才觉得害怕，有个人的原因，也有社会的原因。社会的原因就是糖尿病知识的普及不够或者家人的关心不够。个人的原因就是态度。态度是多方面的，包括糖尿病患者重视糖尿病的程度。

有一个实验是关于观察一个人的态度对疾病的走向的影响。将患者分成两组，观察患者是否遵守医生的嘱咐，但是治疗都是假治疗。结果发现态度端正的就病况较好，说明除了药物本身的作用以外，对疾病的态度是决定疾病走向的一个重要原因。态度好的患者，吃药时间掌握

一般来说，患者的心理过程有三个阶段。第一个阶段是特别重视，压力也特别大，其实这是不必要的。第二个阶段就开始麻木。第三个阶段就不管它了，并发症出现了，就开始绝望。

得好，饮食控制也相对严格。合理地对待疾病是一个糖尿病患者应该掌握的基本技能。

* 饮食的合理控制

66岁的吴女士自从得了糖尿病以后，对于血糖控制非常重视，不仅按时服药，饮食也开始控制，但是她的血糖却常常达不到标准。

专家提示

现在的一些药物已经让糖尿病患者比以前生活要更加丰富多彩。例如，从前必须要吃饭半小时前打胰岛素或者吃药，现在可以打完胰岛素就吃饭，因为剂型和从前不一样了。所以这一定是未来努力的目标，让患者尽可能和普通人一样生活。有时候患者过度地饮食控制，也是没有必要的，要因人而异。有些患者饮食完全可以适当放松、多样化，但是绝对不是放纵，一定是合理放松。

更重要的是固定饮食。对于那些血糖波动特别大的患者，现在已经有办法用降血糖快的药物来对抗。但是药物不能变来变去，所以患者的饮食固定更为重要。

药物的吸收是固定的，所以不建议患者吃吸收太快的食物，如稀粥或者糖水。摄入的主食会变成葡萄糖，最后吸收的东西和喝糖水是一样的。不一样的是糖水不需要消化，吸收得太快了，而主食需要一个消化的过程。

糖尿病患者饮食需要控制，但不是苦行僧，饮食可以适当多样化，不能所有的患者饮食都"一刀切"。血糖波动大的患者群最好固定饮食，要远离让血糖容易快速升高的食物。

* 糖尿病规范用药

糖尿病严重不严重不能完全看血糖，更重要的是有没有并发症。没有并发症，说明还不严重，但是不代表就不要用胰岛素。对于那些血糖特别高的患者，短时间用一段时间胰岛素有利于自身的胰岛功能的恢复，也有利于尽快把血糖控制好。之后可以根据情况来确定是继续使用胰岛素还是用口服药，甚至停药。

有些患者特别容易走极端，听说胰岛素效果好就以为自己注射胰岛素是最好的。医生选择药物都是根据每个人的特点决定的。有些肥胖的患者可能不适合用胰岛素，而有些患者如妊娠期的妇女考虑对胎儿的影响，没有别的选择，只能用胰岛素。但是生完小孩以后，也会使用口服药。

糖尿病患者在治疗的时候，医生主要根据患者的身体状况进行用药，有些早期患者可以短时间使用胰岛素治疗，而大部分患者以药物治疗为主。

* 血糖测量有方法

测血糖要掌握好操作方法。例如，不要有酒精的残留；试纸的条码要和机器调的数字对上，不能超过它的有效期；另外试纸不能存放在过热的地方，那会加快它的失效。

采血的位置建议扎指头的侧面。侧面末梢神经相对少一些，疼痛不太明显，但是血液比较丰富。扎完之后不能挤，挤就不准了，因为细胞的组织液被挤出来了，除了血液以外的其他成分也被挤出来了，相当于把血液稀释了。

血糖测量有技巧，酒精残留和试纸条码与机器不匹配，都有可能导致血糖测量不准。另外，取血位置尽量在指头侧面，不要挤压，取血位置也要经常更换。

第十五章

控糖也能有口福

讲解人：杨金奎
首都医科大学附属北京同仁医院内分泌科主任、主任医师

* 糖尿病饮食结构健康吗？
* 吃粗粮对控制血糖是否有好处？

为何他们得了糖尿病，却能多年保持好身材？专家有什么饮食妙招？健康饮食，从国外到国内，能从中吸收哪些优点？首都医科大学附属北京同仁医院内分泌科主任、主任医师杨金奎从自身经历告诉您，如何吃得丰富多彩又健康。

* 调整饮食控血糖

糖尿病要控制饮食似乎是对的，但是糖尿病的饮食适合所有的人群，是一个最佳的饮食结构。

第一是总量。摄取食物的作用主要是提供能量，维持生长发育。从提供能量来说，一定要根据每个人的运动量和消耗的不同，提供比较合理的热量。第二是种类。摄取的食物包括各大营养物质，糖、脂肪、蛋白质、水、无机盐和维生素，这六大营养物质不可或缺，同时也是需要平衡的。保证既能够达到需要又不至于过多，包括主食、肉类、蔬菜、水果等的平衡，还要提供一些合理的营养成分，包括纤维素。

因此，饮食首先要把总量控制好，既不多，也不少。

其次是种类要多样，糖、脂肪、蛋白质、水、无机盐和维生素，六大营养缺一不可，同时还要保证摄入平衡，保证碳水化合物占 60% 左右，脂肪占 30% 左右。一般是建议患者以标准体重 60 千克为界，轻体力劳动者或脑力劳动者，大概一天的饮食结构是主食 5 两，肉类 2～3 两，蔬菜 0.5 千克左右。

* 糖尿病的饮食

糖尿病的饮食控制是非常重要的，当然也没有必要那么苛刻地来衡量。对于 1 型糖尿病患者来说，真的是要严格地计算热卡。但是对于 2 型糖尿病患者，特别是血糖控制得好的患者，可以让患者的饮食适当地多样化一点。

给糖尿病患者推荐的早餐是：一片面包，一个鸡蛋，一杯牛奶。推荐的午餐和晚餐是：二两主食，荤素搭配两个菜。推荐的荤菜是：油爆肉丁、炖鸡块西葫芦、肉片炒芹菜。推荐的素菜是：香菇油菜、炒豆芽、椒油西葫芦片。加餐：在午餐和晚餐之间还可以吃一点儿水果，如半个苹果或者一个小橘子。

* 吃粗粮和吃细粮的误区

多吃粗粮有一定的好处，但不能夸大它的作用。粗粮吸收得慢一点，细粮吸收得快一些，但吃多了都不行。

粗粮的好处也有限。如果一个南方人，大半辈子都是吃米长大的，现在一定要吃粗粮，其实没有必要。完全可以通过别的办法加以调整，而且不能一味地通过饮

糖尿病患者饮食量和糖尿病类型密切相关，如果是 1 型糖尿病患者，一定要严格控制饮食，而对于 2 型糖尿病患者来说，可以根据自己的经验，适当增减食物。

粗粮只是吸收得比细粮慢，而不是一定要把细粮换成粗粮。

食控制解决所有问题。

* 饱和脂肪酸对身体有害

饮食当中的油可以分成饱和脂肪酸和不饱和脂肪酸。饱和脂肪酸大体上就是猪油。

蔬菜类的油大多数是单不饱和脂肪酸。橄榄油既有单不饱和脂肪酸也有少量的多不饱和脂肪酸。另外鱼油里面有多不饱和脂肪酸。通过研究证明，不饱和脂肪酸对心血管有保护作用，单不饱和脂肪酸对心血管没有多大的好处也没多大的害处，而饱和脂肪酸吃多了对身体是有害的。

中国传统饮食中也有不少健康的饮食习惯，如早上起床以后吃早茶，就是一种很健康的饮食习惯。此外，还有以清淡为主、素菜为主的淮扬菜，对于心血管也比较好，可以在生活当中借鉴。

地中海饮食中的橄榄油含有单不饱和脂肪酸和多不饱和脂肪酸，多不饱和脂肪酸对心血管有保护作用，可以多吃，而常见的动物油里面多含饱和脂肪酸，对心脑血管是有害的，要少吃。

第十六章

"糖心"风暴

讲解人：李光伟
中国医学科学院阜外医院内分泌和心血管病中心主任、主任
医师

* 心肌梗死凶手究竟是不是高血糖？

* 糖尿病和冠心病互为因果，"狼狈为奸"吗？

* 为什么糖心病可以杀人于无形？

这是一个沉默的杀手，可以悄无声息地使人致命，心肌梗死的发生为什么会跟糖尿病有关？糖尿病患者如何避免心脏病变？怎样才能第一时间发现征兆？中国医学科学院阜外医院内分泌和心血管病中心主任、主任医师李光伟教授为您一一解答。

* 可怕的"死亡四重奏"

陈先生几天前突然出现了严重的心绞痛，所以住进了医院，经过检查发现冠状动脉出现了严重的堵塞。为了找到原因，医生对他进行了全面检查，结果发现血糖已经高达25毫摩尔每升，是典型的心脏病伴发糖尿病。

专家提示

糖尿病不仅是高血糖，一般会合并高血压、高脂血症和肥胖症，称为"死亡四重奏"，听起来非常可怕。所以，目前非常关心的就是糖尿病的患者是不是合并了高血压、高脂血症，造成冠状动脉粥样硬化。动脉粥样硬化是供

糖尿病患者经常会合并高血压和高血脂，而这些因素合并在一起，会加速冠状动脉粥样硬化，很容易引发心肌梗死。所以因糖尿病死亡的患者中会有一半死于心肌梗死。

给心脏血液的血管——冠状动脉变得狭窄，血管壁有斑块，斑块破裂后血管全被堵住，就会发生心肌梗死。它和高血糖、高血压、高血脂都有关，这三者都会发生在糖尿病患者身上。

* 糖尿病和冠心病"狼狈为奸"

常有人先患有了高血压、高脂血症，然后有了冠心病，再然后可能又有了心肌梗死，但是这时候还没有糖尿病。患者得了心肌梗死，到医院里检查的时候才发现是糖尿病。心肌梗死本身就会加重原来的高血糖。原来是糖尿病后备军的患者，从心肌梗死那一天开始，血糖就高了，就真正地变成了糖尿病患者。也有另一种情况是先患有糖尿病，后发生心肌梗死。但不管是先发生心肌梗死、后患有糖尿病或是先患有糖尿病、后发生心肌梗死，这两种情况中的任何一种，治疗起来都非常复杂。

* 糖心病是沉默的杀手

糖心病，即糖尿病性心脏病，是糖尿病患者并发或伴发的心血管疾病。

糖心病是一个"沉默"的杀手，就是因为糖心病的发病没有症状的警告。糖尿病患病时间长了，会出现神经病变。一方面，神经病变可表现在周围神经病变，如走路像踩棉花、脚后跟不沾地似的。糖尿病患者痛觉减退，洗脚的时候水过热也不知道。除了周围神经病变，还有植物神经病变。这种神经病变会造成心肌梗死发作时也不觉得疼。这种心肌梗死常常发生得比较严重。因为没有征兆，一点都不知道，所以可怕，一旦发作就可能是大面积心肌梗死。另一方面，糖尿病引起的冠心病和一

由于糖尿病会引起神经病变，影响患者的感知功能，所以患者出现心肌梗死的时候，并不会感觉到心绞痛，直到心衰后，才引起重视。而且往往因为诊治延误失去生命。所以糖尿病引起的心脏病被称为沉默的杀手。

般的冠心病不一样。有高血压的冠心病可能是一根血管堵了，如单单一根血管坏了或者某根血管只有一段坏了。但是糖尿病引起的冠心病是几根血管同时坏了，而且常常是一根血管从头到尾全坏死。所以血糖越高，心肌梗死的风险越大。

第十七章

新诊糖尿病患者"蜜"途能返

讲解人：李光伟

中国医学科学院阜外医院内分泌和心血管病中心主任、主任医师

* 哪些因素是糖尿病年轻化的罪魁祸首？

* 打鼾会不会引起糖尿病？

* "蜜月期"究竟指的是什么？

* 怎样才能让糖尿病患者告别吃药打针？

血糖的升高跟很多因素有关，现在糖尿病有年轻化的趋势。最年轻的 2 型糖尿病患者竟然只有十几岁。这样的患者还能够让血糖恢复正常吗？答案是肯定的，而且新诊断的患者，通过一段时间治疗后，其中有些人竟然告别了吃药打针。这是如何做到的呢？中国医学科学院阜外医院内分泌和心血管病中心主任、主任医师李光伟教授为您一一解答。

* 快餐文化 糖尿病低龄化的罪魁祸首

快餐文化是在经济转型过程中逐渐发展起来的。很多白领吃饭都以快餐为主，这是非常不好的习惯。因为快餐含的脂肪太多，含的热能太多，尤其是快餐店有名目繁多的促销，让消费者尽量买得多。

澳大利亚的一位专家认为，全球的"可口可乐化"是造成糖尿病的重要原因。其实白开水是最好的，里面有矿物质，没有糖，要比甜饮料好得多。

快餐里面有很多高热量的食物，像薯条、汉堡、碳酸饮料等，这是糖尿病年轻化重要的原因之一，加上年轻人工作压力大、生活节奏快，也容易引起糖尿病。

* 打鼾也会引起糖尿病

打鼾会引起糖尿病有必然也有偶然，因为打鼾的人比较胖。一般不是因为打鼾得糖尿病，是因为肥胖得的糖尿病。事出偶然，但也许是必然，因为打鼾的人在晚上睡不了觉，像白天干活那样累，人体激素的调节完全乱了。患者胖，再加上睡觉打鼾，加重了整个代谢紊乱。有人把"胖加上打鼾"报道为"呼吸睡眠暂停综合征"。这个人群糖尿病很多，但是它的根是肥胖，把肥胖治好了，很多人也不打鼾了。从能减肥的意义上说，胖人的糖尿病也许更好治。如果是初发的糖尿病，减到正常的体重，可能糖尿病也就消失了。

* 新诊糖尿病患者可以告别吃药打针

医学界认为糖尿病不能根治。糖尿病只能持续治疗，有一部分患者可以三五年不打针不吃药，血糖控制得很好。所以刚得糖尿病的患者不要太悲观。有的患者得了糖尿病以后，就觉得自己什么都不能干了，好像已经病入膏肓，这种想法是错误的。现在有办法让刚得糖尿病的患者有几个月甚至几年不吃药不打针的机会。

胰岛随着人的年龄逐渐萎缩，年龄越大，胰岛功能越差。年轻的时候即便得了糖尿病，胰岛的功能还有一部分，只不过高血糖时间太长把胰岛"麻醉"了。本来胰岛在血糖水平稍微升高一点，就该分泌胰岛素。但是长期的高血糖不被处理，胰岛就麻木了，血糖升到很高才知道该分泌胰岛素，这时人的血糖就会居高不下。现在有希望把血糖控制正常以后，胰岛就敏感了，血糖稍微升高就能分泌胰岛素。消灭了高血糖就挽救了能够分泌胰岛素的细胞。

如果是小于 40 岁的糖尿病患者，早期采取强化降血糖治疗，有 80% 的人会出现或长或短的"蜜月期"，也就是说可能几个月甚至几年不需要吃药打针，维持血糖接近正常。如果患糖尿病时超过 40 岁，则只有 40% 的人可能有这样的机会。

第十八章

控糖不成反伤"心"

讲解人：郭晓蕙

北京大学第一医院大内科副主任、内分泌科主任、主任医师

* 出汗多的根源是什么？
* 甲亢三大症状是什么？
* 基础病是否会损害心脏、血管，影响心功能？

突然出现的大汗，让健康亮起红灯；常见的食品竟成为致命元凶；简单动作帮助您判断是否患有这种疾病。北京大学第一医院大内科副主任、内分泌科主任、主任医师郭晓蕙为您讲解。

* 出汗原因多　交感神经兴奋是根源

2012 年 7 月 4 日，张爷爷吃完午饭想休息，突然开始大汗淋漓，没几分钟身上的背心就湿透了，他赶紧将空调打开，然而，半个小时后依然大汗不止，背心再次湿透。他赶紧找出血糖仪测量了一下，结果却显示在正常范围。他又再次翻出血压计来测量，可结果仍然是正常的。张爷爷赶紧测量了一下心率，而这一量，让他顿时紧张了起来，他的脉搏已经开始无规律地乱跳。

专家提示

交感神经兴奋、低血糖和甲状腺激素分泌过多都会导致出汗多。甲状腺激素让交感神经兴奋性增高，而交

感神经兴奋性增高会让心率增快。心房颤动也是因为交感神经兴奋性高，或者甲状腺激素过多，导致心脏乱跳。

* 甲亢三大症状：眼凸、手抖、腹泻

原来，早在 2004 年，张爷爷的心脏就已经出过问题了。那也是一个夏季的下午，他正在悠闲地看着报纸，突然一阵怪异的心慌从心口处传来，他赶紧测了测脉搏，却惊讶地发现自己的心脏跳得毫无规律。于是，他赶紧来到了医院，接诊的医生为他安排了心电图、超声心动和平板运动试验，结果证实，张爷爷的心脏虽然有些不太正常，但并不致病。在此后的 8 年里，他的心脏始终没有再出现那样的异常。

专家提示

甲状腺功能亢进最典型的症状是眼睛凸出、轻微手抖以及腹泻，但少数患有甲亢的人并没有这些症状。

* 基础病会损害心脏、血管 影响心功能

早在 26 年前，一个偶然的机会，张爷爷发现自己的血压有些偏高。起初，他还不太重视，然而让他意想不到的是，此后血压就开始居高不下，他这才注意了起来。5 年后，1991 年的一次体检中，他被查出血糖超出了正常值，那时，刚刚 50 岁出头的他对这个结果很是担心，特地进行了复查，结果显示，当时他的血糖已经大大超出了正常值。此后，张爷爷就开始特别注意，血糖也一直控制得很好。因为有高血压和糖尿病，张爷爷平时也格外留意，所以在这次发病时，他才会想到首先进行测量，而这也使他及时得到救治。

甲亢会使心率增快，心肌缺氧，造成血管扩张，如果还患有高血压、糖尿病，就常会有动脉硬化的情况，这时，血管无法扩张，就会出现心肌缺氧而导致心房颤动。

* 药物、放射、手术三大手段治甲亢

口服药治疗甲亢，最大的问题是会出现病情反复。使用放射性元素治疗，目的是破坏甲状腺组织，这种治疗方法的优势是复发率低，但是甲状腺组织被破坏后，容易出现甲状腺功能低下的情况。手术治疗通常是把甲状腺组织切除，以达到治疗目的。

* 碘摄入过多会在体内淤积

随着年龄的增长，张爷爷越来越注意身体健康，经常会留意一些对身体有益的食物，还特地制作了一个表格，用以鞭策自己。为了能让自己摄入的营养更均衡，张爷爷要求自己每周摄入 30 多种食物，保证每种食物每周最少吃一次，而对于海带却每周要吃 2 ~ 3 次。原来，张爷爷在杂志上看到，多吃海带对身体好，所以由年轻时不吃海带变成了强迫自己多吃。可让他万万没有想到的是，就是这样一个看似普通的决定，却让他付出了健康的代价。

海带纤维素含量丰富，对糖尿病患者有好处，但是海带来自海里，碘含量比较丰富，如果从原来几乎不吃到现在每天都吃，一下子增加了过多的碘，就可能堆积

在体内的甲状腺中，成为诱发甲亢的因素之一。虾皮是常见食物中含碘量最高的，海带每 100 克中的碘含量只有虾皮的 1/3。

日常生活中，如果突然在一段时间里食用的碘过多，就很有可能会出现甲状腺疾病。情绪紧张、压力过大也会导致甲亢出现。

碘摄入过多，会使多余的碘在体内堆积，从而加重甲亢的症状。

第十九章

躲避"甜蜜的杀手"

讲解人：郭立新

北京医院内分泌科主任、主任医师

* 糖尿病急性并发症是否会致命？
* 糖尿病的典型症状有哪些？

一场突发的中毒，医学奇迹的降临，他的急症又缘何而起？一种异常的变化，危机潜伏，疾病悄然来袭。一种奇妙的食物，别出心裁，健康秘诀为您呈现。北京医院内分泌科主任、主任医师郭立新为糖尿病患者指点迷津。

* 惊险急救　因糖尿病急性并发症发作

一天，患糖尿病的胡先生被送到北京医院的急诊部，他已经昏迷，并伴随血压不稳，低压甚至降到 30 毫米汞柱。在抢救过程中，医院给患者家属下达了病危通知书，患者情况十分危急，随时可能出现生命危险。

专家提示

糖尿病有一些急性并发症会导致中毒状态，如乳酸酸中毒、酮症酸中毒，都是糖尿病的急性并发症，都有可能导致生命垂危。乳酸酸中毒主要是体内的酸碱平衡系统的异常，再加上其他的脱水、消化道症状等情况，就有可能使患者整个体内的内环境出现紊乱，继而有可能出现昏迷的状态。

* 乳酸酸中毒极其凶险 死亡率在 50% 以上

乳酸酸中毒是糖尿病的急性并发症之一，是由体内胰岛素严重不足所致。当患者胰岛素严重缺乏时，糖代谢紊乱急剧加重，多数患者在发生意识障碍前数天有多尿、乏力症状，随后出现恶心、呕吐，常伴随头痛、烦躁、呼吸深快。随着病情进一步发展，出现严重失水，皮肤弹性差，眼球下陷，血压下降。至晚期时，各种反射迟钝甚至消失，以致昏迷。

乳酸酸中毒，是糖尿病相对少见的急性并发症，其发生率相对来说比较低，但是非常凶险。乳酸酸中毒，一般死亡率在 50% 以上。正常情况下，血液乳酸的指标是小于 2 毫摩尔每升，如果大于 5 毫摩尔每升的指标，就判断为乳酸酸中毒。当然，随着乳酸指标逐渐升高，患者的病情就越来越凶险。乳酸酸中毒发病是由于过量服用降血糖的药物。

* 糖尿病典型症状

根据我国 2008 年流行病学调查显示，我国的糖尿病患病率已经达到了 9.7%，相比 30 年前的 0.67%，整整增加了十几倍。我国大概接近 95% 的糖尿病患者是 2 型糖尿病患者。血糖很高、口渴、多饮、多尿、体重减少是非常典型的糖尿病症状。

* 糖尿病患者需按病情分类治疗

糖尿病是分型的，1 型糖尿病肯定需要胰岛素治疗，因为 1 型糖尿病主要是因为胰岛素的绝对缺乏。2 型糖尿病有些情况需要胰岛素治疗，如口服药已经不能够良好地控制血糖，有急性并发症、慢性并发症，情况严重的要手术，有创伤，或者有感染等，都是需要胰岛素治疗的。还有妊娠糖尿病，都是用胰岛素治疗的，一些特殊类型的糖尿病一般情况下也需要胰岛素治疗。所以 2 型糖尿病虽然不是胰岛素依赖，但是患者如果病龄非常长，胰岛的 β 细胞功能逐渐衰退，而很多口服降糖药是要依赖有一部分健存的胰岛 β 细胞功能的，所以随着健存的 β 细胞功能越来越少，应用口服药效果差，就需要胰岛素治疗。

* 糖尿病的危险因素

糖尿病的危险因素有哪些？第一，国内很多研究显示，睡眠时间的减少和糖尿病发生有关联。第二，晚上进餐，尤其是临睡前的大量进餐，没有消耗，这些食物马上就转化为糖，最后转化为脂肪进行储存，导致以后有可能出现代谢性疾病，这也是糖尿病的诱因之一。

* 体重异常变化　需重视身体检查

中年以后，如果不是刻意地进行饮食控制和大量运动，一旦出现体重减轻，第一要考虑是不是有代谢性疾病，第二要考虑是不是有肿瘤发生的风险。所以，如果不是刻意地减肥，体重却减轻了，是特别危险的。在 2 型糖尿病的早期，容易出现餐前低血糖，有的人反而进餐增加，体重不降反增，所以并不是体重不减轻就不是糖尿病。但是如果体重减轻，一定要查是不是糖尿病。

睡眠时间的减少、临睡前大量进餐都会引发代谢性疾病。

* 控糖不吃糖 带糖在身上 以防低血糖

糖尿病患者要随身携带诸如巧克力一类的食物。当血糖控制得接近正常时，一般饮食和运动发生变化，或者某些没有考虑到的因素，就有可能导致轻微低血糖的出现，这种情况确实需要补充一点碳水化合物、巧克力、糖果来渡过现在的低血糖。所以医生主张糖尿病患者随身带着糖，但是不可以随时吃糖。

* 绝大部分糖尿病患者需严格用药

2 型糖尿病患者大概有 15% 仅依靠严格的生活方式干预是可以将血糖控制正常的，但并不是所有的糖尿病患者都可以运动。糖尿病患者有的时候是禁止运动的，如血糖特别高的时候，有急性并发症的时候，慢性并发症比较重的时候……这些情况下都是不适合运动的。这里面有相当一部分人，还是需要药物的治疗。

糖尿病患者需在身边带巧克力之类的食品，在血糖突然偏低的时候吃。

第二十章

别让甜蜜成负担

讲解人：周迎生

首都医科大学附属北京安贞医院内分泌代谢科主任、主任
医师

* 居高不下的体重与生育是否相关？

* 如何监测血糖控制情况？

* 肥胖型糖尿病患者要注意什么？

居高不下的体重难道真与生育密切相关？面对甜美
诱人的水果，糖尿病患者能否一饱口福？如何才能真正
做到"管住嘴，迈开腿"？首都医科大学附属北京安贞
医院内分泌代谢科主任、主任医师周迎生为您——解答。

* 腿酸、乏力、饥饿有可能是糖尿病的表现

今年52岁的朱女士在2008年1月，发现自己的双
腿总是发酸。刚开始，以为是缺钙导致的，但是两个星
期过去了，朱女士腿酸的症状并没有好转的迹象，伴随
而来的是浑身没力气，干什么事都无精打采。而且，总
是感觉到肚子饿，怎么吃也吃不饱，食欲大增的朱女士
体重也开始攀升，很快就达到了170斤。

腿酸、乏力、饥饿等症状一直纠缠着朱女士，使她
的生活笼罩了一层阴霾。不仅身体饱受着折磨，体型的
改变更是给她的心理带来了严重的负担，原本性格外向

的她变得有些抑郁。去医院进行一系列的详细检查后，原来她患上的是中老年人最常见的疾病——糖尿病。

专家提示

疲乏无力、腿酸、饥饿、吃得比较多，也有可能是糖尿病的表现。糖尿病的发生分不同的阶段，血糖有一个逐渐升高的过程，在血糖升高的早期，会表现在一段时间内的血糖升高，如喜吃甜食、饭量比较大、劳累或者精神高度紧张的时候血糖会比较高，这时有一些人会感到饥饿，吃得比较多，而身体还能够分泌一定量的胰岛素，把这些多余的食物转化成脂肪。这时还没有出现因身体大量消耗葡萄糖，而出现体重的下降。

虽然糖尿病的典型症状中有消瘦，但一些人在糖尿病早期也会出现体重增加的情况。

* 孕期肥胖可增加糖尿病的患病风险

医生在问诊中了解到，朱女士自从生了孩子以后，体重就没降下来过，而且15年前在体检的时候，就曾被查出血糖偏高，但是因为并没有任何不舒服的症状，她也就没有放在心上。不仅对降糖药毫不理睬，而且继续爱吃什么就吃什么，毫无顾忌，特别是糕点、巧克力之类的更是离不了口。平时朱女士也不喜欢运动，只是偶尔会出去散步。现在她的餐前血糖已经达到了8.4毫摩尔每升，餐后血糖经常高达14毫摩尔每升。

专家提示

朱女士在怀孕前体重120多斤，在怀孕之前，她没有糖尿病，甚至血糖是正常的，怀孕以后血糖水平逐渐增高，甚至达到了糖尿病的诊断标准，怀孕期间得的糖尿病通常叫妊娠糖尿病。生了孩子以后体重可能比生孩子之前有所降低，但没有恢复到正常，即便恢复到正常

孕期肥胖会增加中年患糖尿病的风险。

水平，她以后发生糖尿病的机会也是增加的。

* 女性两大阶段易患糖尿病

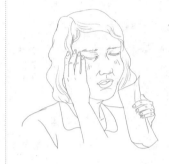

女性要关注孕期和更年期的血糖水平，警惕糖尿病。

女性有两个时期要警惕糖尿病，一个是孕期，另一个就是更年期。更年期是女性特殊的阶段，其中一个表现就是体重的变化，还有就是腰围的变化，因为体重增加，腰围变粗，会产生胰岛素抵抗，同样也是糖尿病的危险因素。有些人体重没有明显的增加，但是腰围增加，也会增加患糖尿病的风险。

* 三项指标监测血糖

医生告诉朱女士，为了不让她的糖尿病引起更多的并发症，当务之急就是将血糖控制在正常的范围内，同时要把体重减下去。可是对于朱女士来说，血糖可以靠药物来控制，但是减体重有些难度，因为她特别喜欢吃东西，朱女士觉得减肥是一件特别痛苦的事情，她就想有没有什么特效药能把体重给减下来？

专家提示

减肥是没有什么特效药的，还是需要通过改变生活方式来控制，只有饮食和运动相结合才能健康地减掉体重，而减重的同时还能使血糖降低，并且一定要同时积极地观测血糖。

血糖控制得好不好主要看三个指标：空腹血糖，餐后血糖，另外还有三个月左右的糖化血红蛋白。空腹血糖应该在 7.0 毫摩尔每升以内，餐后不要超过 10.0 毫摩尔每升，不要心急，可以循序渐进地把血糖降下去。如果餐后血糖控制在 7.8 毫摩尔每升以内，同时空腹血糖控制在 6.1 毫摩尔每升以内更好。

* 肥胖型糖尿病患者要巧吃水果多运动

肥胖型糖尿病患者要注意饮食的平衡。水果含有大量的维生素，吃适量的水果对身体是有益的。同时，水果确实也有含糖量高的问题，所以糖尿病患者应选择吃些含糖量低的水果，在吃水果之前应该保证有充足的运动，同时在血糖比较高的时候尽量不要吃水果，直到血糖控制比较满意的时候再适当地吃一些水果。

肥胖型患者不能运动过度，而使关节负重过大，造成关节损伤，所以运动应适度。

第二十一章

解除"糖心"之忧

讲解人：周迎生
首都医科大学附属北京安贞医院内分泌代谢科主任、主任
医师

* 糖尿病与冠心病可以相互影响吗？

* 糖尿病合并冠心病应关注什么指标？

　　糖尿病和冠心病是最常见的两大疾病，糖尿病合并冠心病又会出现哪些新的问题？糖尿病和冠心病之间有着怎样的联系？远离糖尿病、冠心病需要关注哪些指标？首都医科大学附属北京安贞医院内分泌代谢科主任、主任医师周迎生为您一一解答。

* 糖尿病与冠心病可以相互影响

　　这一天，潘先生胸口一阵疼痛，他一头栽在了沙发上。此时他感觉全身极度缺氧，快要窒息了，声音也很难从嗓子眼发出来，老伴赶紧拨打了 120 急救电话。接诊的医生经过一系列的紧急检查，确诊潘先生是急性心肌梗死，需要马上进行抢救。潘先生的冠状造影显示，左前降支已经闭塞，左回旋支中段也狭窄了 50%，医生随即为他进行了支架手术。虽然潘先生心肌梗死的危险解除了，但在他发病当天的检查中，血糖明显处于异常状态，空腹血糖已经达到了 10.6 毫摩尔每升，远远超出了正常值，而糖化血红蛋白也达到了 6.5%。

专家提示

在诊断和治疗冠心病的检查过程中发现，其中有六到七成的患者合并了不同程度的糖尿病。冠心病和糖尿病有着共同的发病基础，如不健康的生活方式、高热量的饮食、活动比较少、肥胖、遗传倾向、年龄因素等。它们之间相互影响，导致病情加重。例如，有了糖尿病以后，患冠心病的机会就会显著地增加，或者得了冠心病以后，患者活动会减少，有可能会使原有的潜伏的或明确诊断的糖尿病进一步加重。

* 降糖药只是辅助降糖 不可过分依赖

早在 11 年前，潘先生就被确诊为糖尿病，这 11 年的糖尿病史让他养成了餐前吃降糖药的习惯。但是除了每天按时按量吃药之外，对于医生交代的少吃油腻食物、多进行体育锻炼、要戒烟限酒之类的忠告总是毫不在意，也从来不知道监测自己的血糖，家里的血糖仪落满了灰尘。潘先生认为只要他坚持吃降糖药，血糖一定能降下来，那么光靠吃降糖药是否能够控制好血糖呢？

专家提示

得了糖尿病以后，存在糖尿病的两种损害：一种是既往的损害，如得了糖尿病时间比较长了，有个累积性的损害。另一种就是要保证现在和以后这两个阶段遏制这种损害。降糖药是为了降低血糖，更多的是着眼于未来心脑血管并发症、糖尿病的并发症，更好地保护心脏和大脑。所以糖尿病患者一定不能只埋头吃药，还要注意血糖的监测，像潘先生这样的糖尿病患者，每周至少检测一次空腹及餐后血糖，每三个月要有一次糖化血红

糖尿病患者不能只埋头吃药，还要注意监测血糖。

蛋白的检测，因为糖化血红蛋白反映的是三个月内血糖的平均值，它能更好地反映整体血糖的控制情况。

* 糖尿病合并冠心病应关注七项指标

对于糖尿病合并冠心病的患者，空腹血糖小于7.0毫摩尔每升，餐后血糖应控制在10.0毫摩尔每升以下，糖化血红蛋白小于7.0%就可以了。合并有冠心病的糖尿病患者，血糖控制得过低更容易引发心肌梗死。对于其他健康指标也有不同的标准，血压应控制在130/80毫米汞柱以下，低密度脂蛋白小于2.07毫摩尔每升，甘油三酯小于1.7毫摩尔每升，男性腰围控制在90厘米以内，女性腰围也需控制在80厘米以内。只有控制好了这些指标才能远离糖尿病和冠心病的威胁。

* 有糖尿病遗传因素并不一定会患糖尿病

由于物质生活水平的提高，人的饮食结构以及生活方式发生了很大的改变，同时遗传因素在这其中也起到了一定的作用，那么是否具有糖尿病遗传基因就一定会患糖尿病呢？

从危险因素的角度来看，有糖尿病家族背景的人患糖尿病的概率可能会增加，但并不是就一定会得糖尿病。很多疾病都是遗传倾向加上环境因素，而环境因素很大程度是可以主观地进行改变和调整的，如果有糖尿病家族史的人，有非常好的健康意识和生活习惯，可能就不会得糖尿病。

第二十二章

颈部发出的危险预警

讲解人：李文慧

中国医学科学院北京协和医院内分泌科副主任医师

* "三高"之间是否会相互转化？
* 胰岛素怎样使用才合适？
* 糖尿病预警信号是什么？

据权威数据发布，目前在我国约有 9240 万的糖尿病患者，有近 1.3 亿人已经出现血糖异常，随时可能发展成为糖尿病。除了尿频、口渴之外，颈围数值变大，很有可能预示糖尿病来袭，您又是否已位列其中？中国医学科学院北京协和医院内分泌科副主任医师李文慧为您讲解。

* "三高"的关联

元旦伊始，48 岁的何先生在医院接受着一系列不同寻常的检查。CT 检查发现他颈动脉有斑块并狭窄 50%，随时会出现心肌梗死或者脑梗。这一系列检查结果的背后，到底有怎样的隐情呢？2011 年何先生在朋友的邀请下参加了一次体检，体检报告中他的空腹血糖值竟高达 13 毫摩尔每升。接诊的医生经过进一步的问诊，再结合血糖值，确诊何先生已经患上了糖尿病。

专家提示

高血糖、高血压、高血脂之间是会相互影响的，一旦得上其中一"高"，就极有可能再出现另外的两"高"。

* 胰岛素是控糖的应急灯　但过量使用会产生副作用

短时间内用口服药效果比较慢，用胰岛素可以通过加量来调整次数。有很多糖尿病患者就只打胰岛素，不愿意吃药，主要觉得不损伤肝肾，很安全。但胰岛素是救火队员，不适合在早期持续使用。在打胰岛素的量非常大的情况下，人体也会出现不良反应，如体重明显增加。此外，原有心脏问题也会产生负面的影响，胰岛素的使用尤其是大剂量长期使用，会引发消化道肿瘤。

* 持续口渴　迎风流泪　警惕糖尿病

如果经常口渴得很厉害，喝下去一般起不到滋润黏膜的作用，身体糖分多通过尿排出去，尿排得多，人处于脱水状态。在脱水状态下血里渗透压很高，像在沙漠里一样，水分随时都在蒸发。眼睛是心灵的窗户，眼睛是非常敏感的地方，当面临着缺血缺氧时，就会有发涩、发胀、犯困的感觉。因为糖尿病患者血中糖分很高，很多人有高血脂、高血压，常年高血脂、高血压导致血管狭窄，血液黏稠，大血管细，输送到眼睛的血液有限，在交感神经支配下，缺氧时，人会流泪。缺氧时刺激呼吸中枢产生打哈欠的动作，很多人打哈欠比较多，这时一定要引起重视，这是非常危险的信号。

* 过度饥饿　尿频　警惕糖尿病

过度饥饿体现在吃完以后还想吃，一天可以吃进去

糖尿病的治疗原则是先用口服药，效果不理想才可遵医嘱配合胰岛素治疗。只有30%的2型糖尿病患者真正需要胰岛素治疗，更多患者需要终身服用口服药。

不明原因的口渴、迎风流泪有可能是糖尿病的早期表现。

一两斤粮食。尿频体现在基本上每半个小时需要小便一次。血液里糖多了以后，身体要排出这些糖，糖多则血液黏稠，人会渴，喝进去的水不能都存在身体里，就会形成尿。

* 颈围与糖尿病息息相关

颈围也与糖尿病有关系。颈部除了皮下脂肪还有颈部肌肉，气管周围也有脂肪，两层脂肪加上肌肉共同组成脖子。很多人除了肚子胖，脖子也是胖的，颈围实际上跟腰围和体重完全相关，基本上是一对一的关系。颈围跟颈动脉内膜的厚度有关系，也就是脖子粗了里面血管也厚了。如果脖子过于粗，可能是糖尿病的先兆。

当男性颈围超过 39 厘米，女性颈围超过 35 厘米，就有患糖尿病的风险。

第二十三章

当脂肪肝遭遇糖尿病

讲解人：李玉秀

中国医学科学院北京协和医院内分泌科主任医师

* 2 型糖尿病患者会合并脂肪肝吗？

* 糖尿病合并脂肪肝治疗要怎么做？

2009 年，"暴走妈妈"被人们熟知，她患有重度脂肪肝，但是她为了用自己的肝脏挽救先天性肝功能不全的儿子，每天暴走 10 公里，最后终于摆脱了脂肪肝，救了儿子的性命。这种高强度的运动方式对每一位脂肪肝患者都有效吗？据资料显示，2 型糖尿病患者中，大概有一半的人合并有脂肪肝，脂肪肝与糖尿病之间有哪些联系？当脂肪肝遭遇糖尿病，又该如何应对呢？中国医学科学院北京协和医院内分泌科主任医师李玉秀为您一一解答。

* 摆脱不掉的脂肪肝与糖尿病有关

王女士在单位的一次体检中，被查出患有中度脂肪肝，当时医生建议她通过锻炼来减掉肝内脂肪。当时"暴走妈妈"的事迹轰动一时，王女士也想学她，通过每天长距离的走路，来摆脱脂肪肝。就这样坚持了几个月，当她再一次来到医院复查，B 超结果却显示，她的脂肪肝仍然在继续发展。医生详细询问了王女士的病史，可是影响脂肪肝常见的因素她都不具备。那么这背后到底是什么原因在作祟呢？

脂肪肝是现代人的常见病，通过控制饮食和加强运动，大部分人都会好转。如果没有效果，就要考虑是不是与身体的其他疾病有关，如居高不下的血糖。

* 2型糖尿病可引发脂肪肝

医生为了找到背后的原因，对王女士进行了更进一步的检查，最后在她的血检报告上找到了原因——王女士的血糖超过了正常值。根据王女士自己的叙述，十几年前她就已经被确诊患有糖尿病，一直靠吃药控制着血糖，但最近一段时间血糖总是居高不下。医生告诉她，她脂肪肝不见好转，就是糖尿病在作祟。可是在王女士看来，脂肪肝和糖尿病是两回事，医生的话让她百思不得其解。

提起糖尿病，会想到许多与它相关的疾病，如眼底出血、心脑血管疾病、糖尿病足等，但是却很少有人会联想到脂肪肝。在2型糖尿病里，大概有一半人合并脂肪肝。因为在2型糖尿病的病理、生理机制里，很重要的一条就是胰岛素抵抗，而胰岛素抵抗不仅影响糖的代谢，也影响到脂肪代谢，大量的脂肪会沉积到肝脏，表现为脂肪肝。

* 糖尿病合并脂肪肝 治疗要双管齐下

医生针对王女士的特殊情况，采取了双管齐下的治疗办法，既要严格控制血糖，还要针对脂肪肝采取有效控制，防止脂肪肝的恶化。王女士每天按时服药，检测血糖，而且将每天的数据都做了记录。自从调整了治疗方式后，

2型糖尿病患者有50%～80%会合并脂肪肝，胰岛素的抵抗不仅影响糖的代谢，还会影响到脂肪的代谢，最后脂肪沉积在肝脏，形成了脂肪肝。

对于糖尿病合并脂肪肝的患者，对血糖的控制应该尽可能在正常值范围内，如果血糖控制过于严格，患者可能会出现低血糖，造成休克，甚至会有生命危险。

王女士发现自己的血糖又恢复到了以前的平稳状态。她很期待自己的脂肪肝能随着糖尿病的好转也慢慢消失。

专家提示

血糖控制住后，脂肪肝的症状也会慢慢好转。但血糖控制得过于严格会出现低血糖，造成休克，甚至会有生命危险。

＊肥胖是导致各种疾病的高危因素

在这次治疗中，医生还发现王女士的身上存在着另外一种危险因素，王女士身高 1.64 米，而体重已经超过了 70 千克。明显的肥胖不仅会阻碍她脂肪肝的好转，而且还会影响血糖代谢。所以，王女士要想摆脱脂肪肝，还必须减肥。

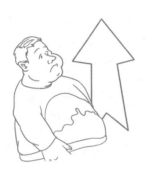

专家提示

因为不可能精确算出体内到底有多少脂肪，所以会用几个指标作为替代，现在多把腰围定义为腹型肥胖的一个指标。亚洲人群，如果女性腰围超过 80 厘米，男性腰围超过 90 厘米，就认为是腹型肥胖。

＊脂肪肝无症状　Ｂ超检查要上心

不久前，王女士又做了一次复查，结果显示，她餐前和餐后的血糖都在正常范围内，而且医生在拍摄的Ｂ超结果上发现，她的脂肪肝在逐渐消失。听到这个消息后，王女士的心情顿时好了许多。虽然治疗的过程很曲折，但最终还是让她看到了希望，也肯定了她之前所付出的努力没有白费。现在的王女士痛定思痛，如果自己能在轻度脂肪肝的时候就接受治疗，或许就不用这样大费周折了。可是怎样才能发现脂肪肝的蛛丝马迹呢？

专家提示

早期的脂肪肝没有症状，只能通过 B 超检查看到。所以专家建议，长期生活方式不健康，饮食油腻又缺乏运动的人，30 岁以后应定期体检，注意自己的肝脏问题。另外，有肥胖、糖尿病、高血压或者血脂高的人群也是易患脂肪肝的人群，建议经常体检。

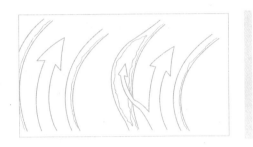

第二部分

甲状腺、肥胖、痛风

第二十四章

走出"蝶形"阴影

讲解人：郭晓蕙

北京大学第一医院大内科副主任、内分泌科主任、主任医师

* 低烧、脖子疼是不是甲状腺发炎？

* 彩超检查可以发现甲状腺炎吗？

* 甲状腺激素过多释放是否会导致甲亢症状出现？

　　持续低烧，疑似感冒突袭，病因竟是一场炎症。小方法教您及早发现甲状腺的问题，北京大学第一医院大内科副主任、内分泌科主任、主任医师郭晓蕙为您讲解。

* 甲状腺炎的症状

　　李女士早在15年前就有头疼的毛病，2012年发作，她休息了一周，不仅头疼没好，还开始低烧，吃了药就退烧，不吃药就烧起来，反反复复持续了两周。李女士发现，随着低烧时间的延长，有时还会出现全身酸疼的情况。2012年10月27日，距离她最早出现症状已经将近20天，李女士不仅全身酸痛，而且锁骨向上的位置尤其明显，甚至后背、耳朵都疼了起来。一直到11月13日，坐在沙发上休息的李女士无意间摸了一下脖子，感到剧痛，不敢再碰。于是赶紧来到了医院的呼吸科，医生建议她去拍个彩超。

亚急性甲状腺炎又被称为甲状腺毒症，它会引起甲状腺激素分泌过多，是引起甲状腺激素过多非常重要的一个原因。

专家提示

发烧、脖子肿痛是亚急性甲状腺炎的典型症状。它通常发病较慢，病毒感染是亚急性甲状腺炎的诱因之一。在发病过程中，容易出现病情的反复，最初的症状有发烧、怕热、心慌、出汗，脖子的疼痛部位不固定，很容易被当作感冒或是甲亢，因此常被误诊。

＊什么是血沉

彩超结果显示，李女士的甲状腺处有阴影，因此建议她到内分泌科做进一步检查。内分泌科的医生听了她的叙述后，给她安排了血沉检查。血沉检查是指将抗凝血放入血沉管中垂直静置，红细胞由于密度较大而下沉，通常以红细胞在第一小时末下沉的距离表示红细胞的沉降速度，主要用于炎症性疾病的检查。李女士的血沉结果显示为86毫米／小时，已经远超过正常值。

专家提示

血沉速度受很多因素影响，炎症、细菌感染、自身免疫炎症、结核、贫血都会使血沉速度增快。

＊甲状腺炎易与甲亢混淆

在跟医生的沟通中李女士得知，亚急性甲状腺炎是可以自愈的，但是由于发病初期很容易与其他疾病混淆，因此往往会被忽视，从而耽误治疗。此外，甲状腺炎还是导致甲亢的原因之一，所以应该及时治疗。然而，李女士就诊时距离发病已经过去了一个多月，她的甲状腺功能是否会受到影响，还是个未知数。

专家提示

甲状腺组织细胞被炎症破坏，导致甲状腺激素进入血液循环中，这时就会出现类似甲亢的症状。因此在治疗时，不可以针对甲亢进行治疗，否则很有可能会导致甲减的出现。

* 炎症很特殊 治疗要谨慎

由于李女士的情况已经比较严重，医生马上为她进行了激素结合止痛治疗，为的是迅速缓解发热以及疼痛的症状。很快，李女士的情况就得到了缓解，她高兴地出了院，本以为继续吃药就可以了，却没想到刚过去4天，低烧再度袭来，同时还伴随着全身的酸痛。不得已她再次来到医院，经过诊断，医生给她调整了药量，转眼两周过去了，李女士的情况终于有了好转，血沉也下降到48毫米/小时。

专家提示

亚急性甲状腺炎属于自身免疫性炎症，尽管属于病毒感染，但如果使用抗菌治疗，通常会没有效果，而应该使用糖皮质激素来改善症状，同时使用一些非特异性消炎药，如解热镇痛类药物。

* 保护甲状腺 切记莫按摩

自从病情好转，李女士就特别注意保护甲状腺，没事就会按摩脖子，而且在饮食上也开始注意。医生告诉她亚急性甲状腺炎在治疗过程中会出现甲减的情况，所以李女士也特别注意补充碘，海带、虾皮也尽量多吃，

按摩脖子会刺激甲状腺炎症或结节，使其增大，反而起到不好的效果。同时也应该尽量避免盲目补充含碘量高的食品。

饮食也清淡了很多。她这种方式对甲状腺有帮助吗？

像李女士这样患有甲状腺炎症的患者，尽量不要经常按摩脖子，以免将囊性组织弄破，刺激结节生长，同时还应该定期检查，及时发现甲状腺的问题。

第二十五章

揭秘骨质疏松的真相

讲解人：郭晓蕙

北京大学第一医院大内科副主任、内分泌科主任、主任医师

* 骨质疏松的原因是什么？

* 钙在肾脏沉积是否缘于甲旁亢？

* 有哪些判断骨质疏松的办法？

持续的腿疼，让人苦不堪言，反复出现的结石会预示什么疾病，骨质疏松的背后竟有惊人的秘密，不同的人补钙方式也不同。北京大学第一医院大内科副主任、内分泌科主任、主任医师郭晓蕙为您一一讲解。

* 骨质疏松有原因　钙磷代谢出问题

田先生是乐队的一名鼓手，可就在 15 年前，刚 30 岁的他就发现自己上下楼的时候总是会出现腿疼、关节疼的情况，他特地买来钙片吃，没有想到反而越来越严重了。不但上不了楼，连水壶也拎不动了。严重的腰疼使田先生对工作开始力不从心，他决定到医院好好检查一下。接诊的医生在听完他的描述后，初步认为他是出现了严重的骨质疏松，于是马上为他安排了骨密度检查，结果显示田先生的峰值骨量是 −2.54，而正常人的峰值骨量应该在正负 1 之间，因此，医生建议他住院进行治疗。

在内分泌引起的骨质疏松当中，最常见的原因是甲状旁腺激素分泌异常，当激素分泌过多时，会使骨钙溶解到血液中，导致血钙升高。

* 钙在肾脏沉积易形成结石

1997 年的一天，刚刚排练完的田先生正准备回家，突然肚子一阵剧烈的疼痛，在同事的帮助下他来到了医院。在检查的过程中医生发现，在田先生的输尿管中有一颗结石。在进一步的检查中，让医生大为吃惊的是，在田先生的双侧肾中各有一颗鹌鹑蛋大小的结石。由于结石非常大，已经造成了肾脏积水，如果不及时取出，田先生的肾脏随时都有可能出现功能受损，甚至是肾功能衰竭。于是，医生赶紧为他安排了手术。

肾脏是用来排出体内代谢废物的。当血液中的钙过多时，同样需要通过肾脏排出，这就很容易在肾脏反复形成结石。

* 甲状旁腺腺瘤多为良性

在激素检查中，医生发现田先生的甲状旁腺激素分泌比正常情况高出上千倍，这意味着他很有可能因为骨质疏松而出现骨折，他一旦摔跤，治疗将会难上加难。此外，反复出现的结石也会使田先生的肾脏功能越来越差，一旦出现肾功能衰竭，甚至还会导致死亡。在超声检查中，医生还发现，在田先生甲状旁腺右下叶的位置，有一个1.5 厘米的甲状旁腺腺瘤。医生认为只有通过手术切除这个腺瘤，才能从根本上解决田先生骨质疏松和结石的问题。2007 年 7 月，田先生进行了甲状旁腺腺瘤切除手术。

专家提示

甲状旁腺腺瘤多为良性，只要完全切除，就能使血钙水平恢复正常。

* 切除腺瘤可使钙磷水平变正常

在医生的嘱咐下，田先生每过一段时间就会去做个 B 超检查肾结石的情况。让他感到惊奇的是，他的肾结石果然就像医生说的那样，慢慢消失了。在此之前，由于腺瘤的影响，田先生的血肌酐始终停留在 280 微摩尔每升，可在手术后，他的血肌酐也逐渐恢复到了正常水平，这让田先生感到非常满足。现在别说上楼了，跑步、打鼓他也样样不差。

专家提示

当腺瘤切除后，钙磷水平恢复正常，结石也就不再形成了。正是这个原因才使田先生的肾结石慢慢消失。

* 七个问题帮您判断骨质疏松

• 您的父母有没有轻微碰撞或跌倒就发生髋骨骨折的情况？

• 您是否曾经因为轻微的碰撞或者跌倒就会伤到自己的骨骼？

• 您经常连续 3 个月以上服用可的松、强的松等激素类药品吗？

• 您的身高是否降低了 3 厘米？

除了甲状旁腺功能亢进会引发骨质疏松外，内分泌系统疾病如糖尿病，也和骨质疏松有着密不可分的关系。

• 您经常过度饮酒吗？

• 您每天吸烟超过 20 支吗？

• 您经常患痢疾腹泻吗？

如果只是一般的摔倒就导致骨折，很有可能是出现了骨质疏松。当饮食不够均衡时也会影响钙质的沉积。

* 三个原因造成糖尿病患者骨质疏松

造成糖尿病患者骨质疏松的原因主要有年龄、饮食和糖尿病并发症。如果是继发性骨质疏松，一定要及时治疗原发病。但无论是什么原因引起的骨质疏松都应该注意补钙。

* 巧妙补钙四方法

（1）均衡饮食。

（2）合理运动。

（3）坚持喝牛奶。

（4）补充维生素 D 和晒太阳。

第二十六章

亢奋的心脏

讲解人：李光伟
中国医学科学院阜外医院内分泌和心血管病中心主任、主任医师

* 甲亢为什么会引起心脏病？

* 甲亢性心脏病都有哪些表现？

* 甲亢引起的心脏病该如何预防和治疗？

突然休克倒地，人事不省，到底是什么原因？回顾发病前的症状——怕热、失眠、亢奋，这是一种什么疾病？一种看似平常的疾病，为什么会引发心房颤动？我们怎样发现它的预警？中国医学科学院阜外医院内分泌和心血管病中心主任、主任医师李光伟教授为您解答。

* 人体重要的器官——甲状腺

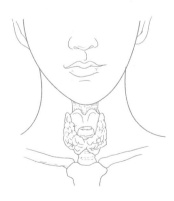

杨女士是一家花卉公司的工人，今年 45 岁。有一天她只搬了一些花盆，就开始心慌出汗。在店门口，她准备为客户把花装车的时候，突然晕倒在地，大家赶紧把她送到了医院。当医生为杨女士做完心电图后，竟然发现她的心跳达到 160 多次，从心电图上，医生发现杨女士

出现的是典型的心房颤动。可是杨女士很疑惑，自己为什么会休克，出现房颤呢？经过医生的详细检查，最终发现杨女士出现了甲亢。

为什么甲亢会导致休克呢？我们身体里有一个很小的但是重要的器官——甲状腺，它长在喉结的旁边，一边一个，形状像蝴蝶，重约 10 克，最多不超过 20 克。但它是重要的生物发动机，就好比是汽车的发动机，功能好的发动机，能让车子该快的时候快，该慢的时候慢。人体甲状腺生物发动机要是不工作就会出现甲状腺功能低减，要是疯狂工作就会出现甲状腺功能亢进。

* 甲状腺功能异常可能引起心脏疾病

甲状腺对于神经系统的发育、骨骼系统和心脏都有很重要的影响。甲状腺功能低，心跳会减慢；甲状腺功能亢进，心跳就会加快。在甲状腺功能异常引发的心脏病中，最常见的是心房纤颤。

甲状腺是人体内的生物发动机，它可以分泌甲状腺激素，如果激素分泌过多，就出现了甲亢；如果激素分泌过少，就出现了甲减。甲亢会使得原本控制心房跳动的窦房结失去作用，就会出现心房纤颤、心律失常的情况。

* 甲亢严重后　危害不容忽视

甲亢严重会导致很多并发症，有一种是合并房颤、合并心衰，表现为患者走一点路就喘，晚上睡觉不能平躺，低血钾导致身体瘫软等，最厉害的是会导致呼吸异常的低钾性的肌麻痹，这是一种甲亢导致的严重的并发症。甲亢除了会引起心房颤动，也会引起心衰低钾血症，所以要第一时间发现它的征兆，以免延误治疗时机。

* 甲亢患者有禁忌

甲亢患者最害怕吃含碘丰富的东西，如紫菜、海带，这些东西中都富含碘，食用过多会存到甲状腺里，可以存270多天。碘是甲状腺的生产原料，如果原料补充太多，就会使甲状腺拼命工作，于是甲亢就会加重。所以甲亢患者都要尽量避免食用含碘量高的食品。

* 炒碘盐可挥发碘

医生会建议甲亢患者不吃含碘盐，现在市面上有无碘盐，如果买不到无碘盐，把已经碘化的盐放在锅里炒一炒，碘就挥发了。

甲亢性心脏病的人在生活中要避免劳累，尤其要注意少吃含碘量高的食物，如鱼虾、海带、紫菜等。炒菜时最好用无碘的盐。另外，在治疗过程中还应当多摄入蛋白质和维生素。

第二十七章

探秘身体能量开关——甲亢

讲解人：杨金奎

首都医科大学附属北京同仁医院内分泌科主任、主任医师

* 甲状腺疾病与免疫有关吗？
* 甲亢对心血管有哪些危害？

　　这种疾病很奇怪，有很多的症状表现比健康人还要健康，如思维非常敏捷，非常有精力。这些症状的背后隐藏着一种疾病，在悄悄地危害着人的身体健康，这种病就是甲亢。首都医科大学附属北京同仁医院内分泌科主任、主任医师杨金奎带您探秘人体的能量开关——甲状腺。

* 认识甲亢

　　甲亢就是甲状腺的功能亢进。甲状腺像蝴蝶一样，在男性的喉结下方，在女性的甲状软骨下方。甲状腺是调节人体功能状态的开关，或者形容成发电厂的变电所。我们运动甚至于睡觉时，心脏要跳，这些能源来自食物，但是能源的消耗需要甲状腺来控制。它分泌一种激素称为甲状腺激素，这种激素对人体的生命起到重要的作用。

　　甲状腺激素调节人体的机能代谢、生长发育，最重要的是能量代谢。儿童有一种病叫呆小病，因为智力发育障碍导致痴呆，生长发育障碍导致身材矮小。对于成人，如果没有甲状腺激素，就没有活力，但是甲状腺激素多了，会对全身的所有器官造成损害，甚至有死亡的风险。

甲状腺像控制身体能量的开关，甲状腺激素对生长发育、调节能量代谢至关重要。

* 发现甲亢的蛛丝马迹

甲亢是常见的疾病，在人群当中的患病率在2%左右。这种疾病有特定的年龄特征和性别特征，从年龄上看以中青年为主，女性明显高于男性。

甲状腺疾病是一种自身免疫性疾病，因为女性的免疫能力要弱于男性，并且心理承受能力也弱于男性，所以女性患病率是明显高于男性的。

甲亢患者容易发脾气、睡不着、心慌、心情不好，还有的患者便秘非常明显。女性患者有的会月经停止，男性患者有性和骨骼方面的问题，走路出现短暂的麻痹等。

甲亢最典型的特征，第一是心跳快。绝大多数的人在睡觉醒来的时候心率是80，如果在80以上就要重视，90以上很可能是甲亢或者是心脏病。第二是脖子大。单独的脖子大不能判断是甲亢，但是甲亢有50%以上的人是脖子大，也就是甲状腺肿大。第三是眼球凸出。第四是体重下降。其实甲亢有很多症状表现出来，其中，有一少部分是甲亢诱发的精神病。

* 导致甲亢的原因

导致甲亢的因素有两种，一种是遗传因素，另一种是环境因素。环境因素主要是压力、精神紧张。医生在临床上一般通过化验才能够确诊是不是甲亢，这个化验是抽血。

* 甲亢的治疗

甲亢的治疗有三种：药物治疗、同位素治疗和手术治疗。

首先选口服药物，药物治疗有局限性，但好处是方便、安全性高，而且是可逆的。它的根治效果只有 45%，剩下的 55% 要靠手术治疗；同位素的根治效果为 70%。

* 甲亢的预防

甲亢的预防更多的是要有健康的心理状态、健康的工作状态、乐观的对待人生的态度。

对于甲亢患者，特别是对甲亢有突眼的患者一定要注意戒烟，因为吸烟是导致甲亢严重突眼的重要因素。此外，甲亢跟饮酒也是有关系的。

第二十八章

探秘身体能量开关——甲减

讲解人：杨金奎

首都医科大学附属北京同仁医院内分泌科主任、主任医师

* 甲减会不会导致肥胖？

* 甲减会对身体器官造成怎样的危害？

有的人总感觉特别困，在这样的状态下会有什么疾病要发生呢？这背后有什么隐患？首都医科大学附属北京同仁医院内分泌科主任、主任医师杨金奎为您解答。

* 认识甲减

甲减是甲状腺功能低下导致的，而且患病率高，特别是中老年人在 10% 左右。

甲减会导致肥胖。胖的原因很多，在诊断肥胖的时候首先要做的事情就是排除病理导致的肥胖。单纯性肥胖就是没有其他病引起的肥胖，由疾病引起的肥胖叫病理性肥胖，这种肥胖对人体的危害更大。其中有一种病理性肥胖，就是甲减所导致的。

甲减不是真正意义上的脂肪多，而是身体里面多了大量的水，因为里面有黏液不容易消肿，这叫黏性水肿。甲减危害人体重要脏器，如心脏、肝脏、肾脏，并且危害是不可逆的。

* 甲减的症状

甲减的症状有情绪低落、体重增加、怕冷、反应迟钝，严重的患者动作迟缓，包括眼部的运动速度慢、眼睛无神。

情绪低落、便秘、肌肉骨骼疼痛、胆固醇升高、乏力、犯困、记忆力下降、体重增加、皮肤干燥、怕冷……以上因素可能为甲减先兆的症状，满足 5 条以上就要考虑是否是甲减在作祟，应及时到医院进行检查。

* 甲减的危害

甲减会对身体多个器官造成危害，特别是对儿童的智力发育有着很大的影响，而且由于甲减造成的危害是不可逆的，所以一定要在出现甲减症状时及时就医，以免造成更为严重的后果。

甲减在女性中的发病率高于男性。跟免疫系统有关的疾病多发生在女性身上，至于它的机制是非常复杂的。甲减在发生年龄上是中老年偏多，比甲亢发生的年龄段要稍微晚一些。儿童有的是先天性的甲减，如果不及时发现治疗，会导致痴呆。缺碘引起的甲减，对于儿童也是很可怕的，如果在一两岁的时候不治疗，对智力的影响就不可能恢复。

* 甲减的治疗

甲减治疗非常简单，就是补充甲状腺激素，但要恰到好处。医生要研究出准确的剂量，需要患者两个月查一次，把药物的剂量调到恰到好处，甚至终身维持。假如，把饥饿看作一种病，唯一的做法就是吃三顿饭。甲减的危害不亚于甲亢。甲减通过饮食是达不到效果的，因为食物中不含有甲状腺激素，必须要通过药物补充，天然的食物里面不含有这种成分。

一般建议药物空腹吃是比较好吸收的，吃药没有很严格的要求，如果今天忘了明天把它补上就可以，就相当于中午饭没吃上，可以晚上的时候多吃一点。在药物调整期建议一两个月复查一次，如果已经掌握好了剂量，三个月、半年或者一年复查一次。

* 甲状腺结节

检查脖子的时候会做 B 超，有的人有结节，而且比例很高，结节相当于良性的肿瘤。一般是三个月以后如果没有变化就表示没有什么问题，如果结节在短时间内变大了就要引起高度的重视。甲状腺抽血很简单，现在有些国家的体检把这一项作为常规体检的指标。60 岁以上建议检查甲状腺功能。

第二十九章

"千斤"难买健康

讲解人：杨金奎
首都医科大学附属北京同仁医院内分泌科主任、主任医师

> ＊ 真的有人喝凉水都长胖吗？
>
> ＊ 如何判断属于哪种肥胖？
>
> ＊ 肥胖与甲减之间有何关系？

　　爱美是人的天性。在这个以瘦为美的时代，许多人被肥胖问题困扰着。胖人真的是喝凉水都长胖吗？肥胖与甲减之间有什么关系？如何才能远离肥胖？首都医科大学附属北京同仁医院内分泌科主任、主任医师杨金奎教授为您一一解答。

＊ 有人喝凉水都长胖是什么原因

　　短短一个月的时间，小代的身体像被打了气儿，肚子和四肢又鼓又硬，体重猛长，原来体重 90 千克，现在简直找不到秤来称了。目测保守估计，小代的体重能达到 200 多千克。超级体重，将她"锁"在床上整整一个月，想动一下都非常难，而且皮肤又痛又痒，全身胀得要命，短短一个月胖了 100 多千克。

专家提示

　　"冰冻三尺，非一日之寒。"肥胖也是长时间积累出来的结果。一斤脂肪相当于三斤左右的粮食，也就是三斤粮食不吃，就等于消耗一斤的脂肪。一天一般吃三四

两主食就够了，所以要减掉一斤脂肪，不吃不喝可能也要十天左右才能消耗掉。案例中的女孩，因为躺在床上运动少，消耗得就更少，同时由于肥胖的人一般有一种抑郁的状态，对饮食的需求就会增加，因为进食会改善情绪，于是就形成了恶性循环。

觉得喝凉水都长胖是很多肥胖患者的误区。每个人对能量代谢的需求是不一样的，所以同样是吃一两饭，有的人嫌多，有的人还觉得饿。因此胖、瘦之间是不具有可比性的，只能和自己比。对于肥胖的人，必定是供大于求。要想供求平衡有两种途径，一种是少吃，另一种是多消耗。一般消耗多的人比较喜欢运动。肥胖的人有遗传因素，也有客观因素，但多半不喜欢运动。

* 肥胖与甲减之间的关系

60岁的张阿姨最近因为浮肿而伤透了脑筋，她身体的浮肿竟然慢慢发展到积水的地步，甚至用针扎眼皮都往外冒水，而且症状还在加重，她赶紧来到医院诊治。经检查医生了解到，她除了身体浮肿外，还有精神萎靡以及声音嘶哑等症状。于是，医生建议她去做个甲状腺功能的检查。

专家提示

由疾病导致肥胖的危害，首先是来自于疾病本身而不是肥胖，肥胖只是疾病的表现之一。甲减是常见的导致肥胖的原因，甲减造成的肥胖叫虚胖。脂肪含量并不一定特别多，更多的是水。正常人水不会存在体内，会排出去。甲减患者由于甲状腺功能低下，排水的功能、水在体内分布的情况都会改变，水排不出去，这是一种特殊的浮肿。

导致肥胖的根本原因是摄入过多，消耗太少。然而对于肥胖患者来说，由于情绪不佳，饮食需求增强，多方面因素综合导致其更容易形成恶性循环。

* 甲减的自测

若出现感觉乏力、犯困、记忆力减退、反应变慢、体重增加、便秘、皮肤干燥、心跳变缓的症状，请及时到医院检查，因为这有可能是甲减的征兆。

中老年人在有以下情况时要怀疑甲减的可能性，需要到医院内分泌科检查：长期缺乏活力、犯困、体力降低、记忆力减退，特别是语言迟缓、没脾气，还有皮肤干燥。年轻人也会得甲减，如果原来反应比较敏捷的人出现体重增加、精力下降的情况，要排查一下是不是甲减造成的。甲减对身体的危害不可逆，拖的时间太长只能部分改善，但不能完全恢复到以前的状态。

* 甲减治疗并不难

目前甲减治疗已经不是问题，关键是能够早期发现、早治疗。治疗一定要恰到好处，病情轻的甲减患者心、肾功能都会受影响，用药太猛可能会有生命危险。患者要有耐心，贵在坚持，不能放松警惕。要严格按照医生的建议积极服药、复查。大多数甲减患者需要终生服药。

* 远离肥胖刻不容缓

甲减治疗的关键在于坚持，不能放松警惕，大多数患者需要终生服药，要定期到医院复诊。

如果是疾病所导致的肥胖，就需要去医院就诊，前提是要把病治好，而不是治疗肥胖本身。因为肥胖只是一个表现，一定要标本兼治，特别是由于疾病所导致的肥胖，治了本，标自然而然就好了。很多内分泌疾病导致肥胖，把病治好了，体重就会下降。

第三十章

莫名的脚疼

讲解人：郭晓蕙

北京大学第一医院大内科副主任、内分泌科主任、主任医师

* 痛风的诊断标准是什么？

* 痛风会造成心、肾、关节全受损吗？

* 饮食不当会患上痛风吗？

突如其来的脚疼，令他不知所措。疼痛的背后，暗藏什么危险？常见的饮食中，隐藏着哪些秘密？北京大学第一医院大内科副主任、内分泌科主任、主任医师郭晓蕙为您一一讲解。

* 痛风诊断两标准　症状以及血尿酸

62岁的蒋先生总是走路上下班。2000年9月的一天，他像往常一样去上班，可还没到单位就觉得脚隐隐发痛。一天过去了，疼痛的脚趾不仅没有转好的迹象，还从开始的走路一瘸一拐，发展到脚趾都出现了红肿。蒋先生这才来到医院就诊。2000～2002年这两年中，蒋先生的脚疼反反复复，这让他感到情况可能并非只是滑囊炎或者跟腱炎那么简单，于是再次来到医院，血象检查结果显示蒋先生的尿酸高达619毫摩尔每升，这一次，接诊的医生给的答案是痛风。从这以后，蒋先生就开始了漫长的治疗过程，效果却微乎其微。

专家提示

　　血尿酸高称作高尿酸血症，只有当痛风关节炎发作时才可以被诊断为痛风。老年人多患有骨关节炎，因此在疼痛发作时，经常会被认为是滑囊炎或骨关节炎。痛风属于代谢性疾病，如果同时患有代谢综合征的患者在内分泌科就诊治疗会更全面。

　　痛风石最容易在脚趾关节沉积，引起关节的炎症，出现疼痛，由于老年人有很多人患有骨关节病，所以很容易混淆或误诊，因此在出现关节的疼痛时要自己鉴别。通常痛风引起的关节疼还会伴有红肿、热痛、尿酸水平偏高的情况，通过关节腔进行关节穿刺，如果关节炎在显微镜下可以看到尿酸盐结晶，就可以确诊是痛风了。

＊治疗初期易发作　坚持用药是王道

　　从 2002 年确诊为痛风之后，蒋先生就一直积极治疗，听医生说要长期吃药，他担心时间长会有副作用，因此找了中医，想通过调理来综合治疗。然而，让他没想到的是，情况不但没有好转，反而越来越严重，尿酸水平也忽高忽低。起初，蒋先生的痛风还只是一年发作一次，可随着时间的推移，他的痛风发作得越来越频繁，令他苦不堪言。

专家提示

　　用药初期会诱发痛风，这个时候要坚持用药，才能将痛风控制住。治疗痛风的药物应该是在痛风未发作时使用。尿酸代谢要通过肾脏，如果尿酸浓度过高，就会在肾脏形成结晶，严重影响肾脏功能。如果结晶在关节沉积就会导致关节软骨磨损、关节变形。

痛风患者的治疗要注意两点：①避免食用高嘌呤的食品；②注意保护肾脏，尽量让尿液的酸碱度提高到 6.0 ～ 6.5。

* 痛风患者需注意食物的嘌呤含量

说到蒋先生最喜欢吃的，那就是肉了，尤其喜欢涮肉配啤酒。他对啤酒的喜好可以概括为8个字：高兴就喝，绝无节制。可是，自从蒋先生被查出患上痛风后，医生就告诫他一定要注意饮食，从那之后，海鲜、肉、啤酒，他就再也没吃过。

专家提示

嘌呤广泛存在于动植物的组织细胞中，食物中所含嘌呤的多少取决于食物中细胞数量的多少，相同重量的食物，细胞数量越多，嘌呤含量也就越高。生活中常见的海蜇皮、海参、芝麻中，海蜇皮、海参的嘌呤含量比较低，而芝麻的嘌呤含量非常高，每100克中就含有150毫克嘌呤。因此，痛风患者在食用时要特别注意这类食物。

第三十一章

脚趾疼痛背后的隐情

讲解人：郭晓蕙

北京大学第一医院大内科副主任、内分泌科主任、主任医师

* 判断是否为痛风，要以什么症状作标准？

* 代谢有异常，尿酸会不会升高？

* 食物嘌呤含量高，罪魁祸首是 DNA 吗？

睡梦中醒来，脚趾突然疼痛，常见的基础病竟与它紧密相关，小方法教您巧妙判断您是否为这种疾病的高危人群。北京大学第一医院大内科副主任、内分泌科主任、主任医师郭晓蕙为您一一讲解。

* 痛风的症状

2003 年 4 月的一天早上，金先生去锻炼身体，可就在右脚接触地面的一刹那，一阵钻心的疼痛从大脚趾的部位传来。半个小时过去了，金先生脚趾的疼痛不但没有停止，即使有一点风吹过，也会疼得无法忍受，而且开始出现红肿。两天后，金先生来到医院进行了详细的检查，血象结果显示血尿酸已经接近 700 毫摩尔每升，尿尿酸也高达 1700 毫摩尔每升，因此医生判断他患上的就是痛风。

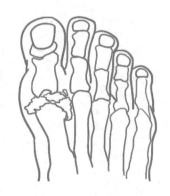

痛风性关节炎与寒冷有关，因此，常在寒冷季节和夜间发作，而没有症状出现时，只能称为高尿酸血症，并不能叫作痛风。

* 代谢有异常　尿酸会升高

高尿酸血症是由于体内尿酸积存过多，身体不能及时代谢而造成的，它与高血压、糖尿病、肥胖和高脂血症统称为代谢综合征。

* 治疗分两步　减少合成多排出

金先生在第一次就诊时，已经过了急性发作期，医生马上对症治疗，就是将排尿酸的药与降低血尿酸的药物同时使用，这样可以减少金先生血液中尿酸盐的含量，并将多余的尿酸排出体外。在医生的精心治疗下，金先生的痛风控制得越来越好，他的生活也逐渐恢复了正常。2004年4月的一天，金先生跟家人出国旅游，刚到两天，他的痛风就发作了，所有人都玩得很尽兴，只有他满脸沮丧。那次旅游给金先生留下了深刻的印象，原来，在他发病前他曾经吃过海鲜，而让他万万没有想到的是，就是那顿海鲜才让他的痛风再次发作。

痛风的治疗要在关节炎急性发作后开始，主要使用抑制尿酸合成和促进尿酸排出的药，帮助患者将尿酸维持在正常水平。当尿酸水平长时间稳定时，可以在医生的指导下将药物逐渐减量甚至停药。

* 治疗基础病　降低血尿酸

在沟通中医生得知，金先生还患有高血压和高血脂，并且长期服用降压和降脂的药物，在药物的控制下，他的血压始终保持在130/80毫米汞柱。此外，金先生的血糖近两年也开始出现波动，经常徘徊在6.0毫摩尔每升，医生说，这些疾病与他的痛风是分不开的。

专家提示

不管是有代谢综合征中的一种还是几种，都要警惕高尿酸血症的发生。除了控制好基础病，定期检查之外，高尿酸血症与饮食的关系也是十分密切的。

* 食物嘌呤含量高　罪魁祸首是 DNA

一方面是嘌呤溶在汤里，易被人体吸收；另一方面与食物的种类有很大关联。食物里含有嘌呤的多少与细胞个数有关。5个鹌鹑蛋与1个鸡蛋的重量差不多，但实际上5个鹌鹑蛋所含嘌呤要比1个鸡蛋多很多。动物内脏是富含细胞的，每一个细胞都有完整的DNA，因此，这类食物嘌呤的含量非常高。

* 八条方法自测高危人群

· 60岁以上的老年人。60岁以上的老年人肾脏的排泄能力会下降，容易造成尿酸堆积。

· 肥胖的中年男性及绝经期后的女性。肥胖中年男性或绝经期后的女性，通常代谢能力会下降，造成尿酸堆积。

· 高血压、动脉硬化、冠心病、脑血管病（如脑梗死、脑出血）患者。

　　·糖尿病（主要是 2 型糖尿病）患者。

　　·原因未明的关节炎患者，尤其是中年以上的患者，以单关节炎发作为特征。

　　·肾结石患者，尤其是多发性肾结石及双侧肾结石患者。尿酸通过肾脏排出，如果尿酸浓度过高，会在肾脏形成结晶。

　　·有痛风家族史的成员。

　　·长期嗜肉类，并有饮酒习惯的中年人或老年人。

如果是 60 岁以上的老年人、有单关节莫名疼痛、反复出现肾结石、有痛风家族史、有不良的饮食习惯，或者具有代谢综合征中的任意一条，都要高度警惕高尿酸血症，建议每年到医院进行血象检查。

第三十二章

破解身高的秘密

讲解人：伍学焱
中国医学科学院北京协和医院内分泌科主任医师

* 哪些因素综合影响身高？
* 监测孩子身高需多久一次？
* 长高的前提条件是什么？

日常生活中，观察一个人，第一眼大都看到的是身高。身高影响到个人的自信心、职业的选择等，但身高真的是先天决定的吗？如何才能长高？中国医学科学院北京协和医院内分泌科主任医师伍学焱为您破解身高的秘密。

* 身高的影响因素

小李是北京一所重点大学计算机专业博士一年级学生，可是她看上去就像一个刚入学的小学生，身高只有1.21米。小李在上小学的时候身高就是班中最矮的，到了中学阶段，她的身高与同龄的孩子差别就更加明显，渐渐地她也体会到了生活中的不便。有一次，小李去同学家玩，一进电梯她就被难住了——同学家住在28层，她踮起脚尖，伸直胳膊，也够不到电梯上的按钮，结果是足足在电梯里折腾了十几分钟。正值妙龄的小李，看着身边同学们的身姿越来越挺拔，她的心情也越来越失落，梦想着自己也能长高。可是已经23岁的小李个子依旧很矮小，是什么原因让她与同龄人的身高差距如此悬殊？

专家提示

　　小李得的是一种疾病——生长激素缺乏性矮小症。生长激素的分泌，最主要来自大脑颅内的脑下垂体，即脑垂体。脑垂体分泌的生长激素不足，就可能导致身材矮小。原来小李的母亲在生她的时候，出现了难产，经过产钳助产后她才降临人世，很可能是产钳损伤到了小李的垂体柄，最终造成她无法正常分泌生长激素。

　　身高大概有百分之六七十跟遗传有关系，但是小李这么矮小遗传不是主要的因素。因为她的父亲是 1.60 米，母亲大概 1.50 米，如果按照遗传来评估，她的遗传身高应该是父亲和母亲的平均身高（1.55 米）再减去 6 厘米左右，也就是在 1.50 米左右。但是她现在 1.21 米，显然远远低于遗传的正常范围。身高跟环境也有关系，北方人普遍要比南方人高。此外，身高和人种也有一定的关系，如欧美人就比亚洲人种高大得多。一个地方生活的人，如果追根溯源，可能基因上都有相似性，基因是决定身高的一个因素。东北人、山东人，在某种程度上是有渊源的。长高跟建房子一样需要材料，跟地方的物产是不是丰富以及光照时间的长短有关。青春发育的早和迟也影响身高。因此，身高是由很多因素综合影响来决定的，不能只看某个因素。

＊ 孩子身高的监测

　　一般三个月测量一次孩子的身高，来监测孩子身高是否正常。如果孩子身高生长的速度是每年低于 5 厘米，甚至低于 4 厘米，就要引起重视，应该到医院去做相应的检查并咨询医生。如果孩子的身高跟同龄、同性别、同一地方的人比起来，矮了 5～6 厘米，这也应该引起家长的高度重视。

* 长高的机制

小李迫切地希望自己还能够长高,医生为她进行了骨龄检测,结果显示小李的骨龄为 14 岁。庆幸的是她的骨骺并未闭合,还有生长的空间,小李长高还是有希望的。经过综合考虑,医生为她制订了个性化治疗方案,决定用补充生长激素的方法来帮助她长高发育。这种方法真的有效吗?

专家提示

长个子最主要的前提条件是骨骺没有闭合,就是骨头还有生长的余地,骨骺也就是老百姓常说的骨缝。如果骨缝关闭了,就达到了一生最高的身高,医学上称为成年终身高态。青春发育是人一生中长得最快的时期,青春期人体性激素分泌得多,性的发育就会出现,发育会很快。一方面,性激素本身就有促进生长的作用;另一方面,性激素还促进生长激素的大量分泌。性激素与生长激素协同作用,使得青春期的孩子长得很快。但性激素还会促进骨缝的关闭。

实际上小李是脑垂体的功能受到损害,以致生长激素分泌受到影响。因此,应采用生理性的替代治疗方法,补充缺乏的激素,使激素水平达到正常人的水准。小李从 19 岁到 23 岁长了 8 厘米,她没有经历青春发育,也就是她的骨头没有完全闭合,这就有长高的余地。通过治疗,小李在两三年内长高 20 厘米左右是有很大希望的。

长高的前提条件是骨骺不能关闭。在人的青春期,性激素与生长激素的协同作用,使得身高增长迅速。

* 长高的辅助手段

运动对于身高的增长是有作用的。一是运动能促进生长激素的分泌，二是运动可以对骨骺产生刺激作用，刺激骨骼的生长。人体非常神奇，结构与功能相适应，如手部经常摩擦某样器物就会生茧，而骨骼经常受到刺激就能生长，人也就能长高。但是运动不能过度，如果是为了长高，一般提倡适度的弹跳性运动，如跳绳15分钟，可以随时开始、停止。对于长骨的骨骺，运动能带来有间断的不停刺激，因此血流就比较丰富。但运动是辅助的方法，不是最主要的办法。

饮食对生长和发育是非常重要的，类似于建楼房，没有建筑材料，楼房是不可能建造出来的。骨骼的高度是身高最主要的决定因素，骨骼最主要的成分就是钙，必须要保证有充分的钙摄入，但钙的摄入也并不是越多越好，钙必须要被吸收才有作用。此外，还需要适当地补充维生素D，它能促进钙的吸收。晒太阳能使皮肤合成维生素D，帮助身体长高。

睡眠对于生长的影响也十分关键。生长激素的分泌是在熟睡中发生的。夜幕降临，月亮升起，生长激素开始分泌，这是人自身的生物钟。睡眠好，生长激素才能够分泌得多。但是睡眠的关键在于质量，要熟睡，能够睡满7小时为宜，这样不仅能有效解除前一天的疲劳，还会促进生长激素的分泌。情绪也会影响到生长激素的分泌，快乐的心情能促进生长激素的分泌，因此，保持良好的心情对于长高很重要。

适度的弹跳运动可以刺激骨骼的生长；饮食是长高的基石，钙的补充和维生素D的摄入都很重要；充足、良好的睡眠与快乐的心情有助于生长激素的分泌，促进人体的生长。

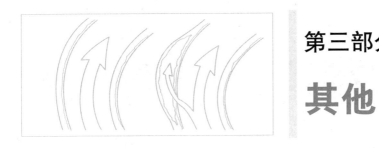

第三部分

其他

第三十三章

卵巢——女性健康的源泉

讲解人：乔杰
北京大学第三医院院长、妇产科主任、生殖医学中心主任、
主任医师

＊卵巢除了排卵还有哪些功能？

＊哪些是被忽视的卵巢疾病？

＊卵巢肿瘤为何被称为沉默的杀手？

＊哪些健康合理的生活方式可以预防卵巢的老化？

卵巢只是负责排卵吗？它有哪些我们不知道的功能？卵巢功能下降有哪些表现？如何预防卵巢老化？北京大学第三医院院长、妇产科主任、生殖医学中心主任、主任医师乔杰为您讲解如何早期发现卵巢衰退信号，呵护卵巢的健康。

＊ 卵巢的作用

卵巢在子宫的两旁，左右各一，呈扁平的椭圆型。卵巢看起来虽小，但它的功能多，不仅是分泌卵子，产生我们的后代，还有一个非常重要的作用，就是分泌女性一生中都需要的雌激素、孕激素以及少量的雄激素。这些激素相互作用调节女性的内分泌，同时也与女性的美丽有关系。除此之外，卵巢还有很多其他重要的生理功能。

* 卵巢的工作期

卵巢在儿童期基本是一个静止的状态，到青春期开始分泌雌激素、孕激素，然后开始有排卵的功能。在育龄期，我们每个月都有一个健康的卵子排出，同时雌激素、孕激素的周期性变化，使得我们有正常的月经来潮。这种周期性变化的雌激素、孕激素还协同维持着我们身体其他部分的健康，如骨骼、代谢、皮肤等。

到绝经以后，雌激素逐渐减少，这时雄激素就起了一定的替代作用。按卵巢功能的兴衰可分为五个阶段，卵巢一般是在最后一两个阶段开始衰竭，但也有的人由于疾病原因，会较早地出现卵巢衰竭的情况。

女性最好的生育年龄是在 25～28 岁，从 30 岁开始就走下坡路了，而 35 岁是一个生育率下降的陡坡，到 40 岁之后只有 20%～30% 的妇女还有可能生育健康的孩子，绝大多数已经没有机会了。所以，不管出不出现卵巢衰竭的早期征象，都应该在 25～28 岁这个最好的年龄段生育孩子。

* 卵巢功能下降的表现

当卵巢功能衰退、雌激素分泌水平下降时，女性朋友往往会出现下列情况：①皮肤变差，面色憔悴；②月经失调 ③焦虑、易怒；④骨骼、心脑血管健康水平下降。

雌激素除了维持女性的生殖与内分泌正常之外，对皮肤中胶原蛋白的降解也有抑制作用，这样皮肤弹性就很好。其实卵巢功能不只这一点，我们看到的皮肤变化只是一个表面现象，一般在 40 岁之前出现了月经的完全停止，去医院做激素的化验，会发现雌激素的水平明显下降，这个时候我们会界定是卵巢功能衰退了。首先是对于生殖的影响，其次是对于全身的影响，会出现面色憔悴、月经失调、有更年期症状、紧张、焦虑、容易发脾气，甚至对骨骼、心脑血管疾病都会有相应的影响。

* 被忽视的卵巢疾病——多囊卵巢综合征

正常情况下，卵巢每个月有一个卵泡发育成熟，然后排出一个卵子。患多囊卵巢综合征的卵巢会有多个小的囊泡同时发育，这样的卵巢看上去像是存在着一些小的肿瘤一样，但其实是一个正常的卵巢。

多囊卵巢综合征表现出来的症状是月经稀少或者闭经。患者虽然不来月经，但是她的雌激素是偏多的。而且因为没有孕激素去对抗，所以容易内膜增生，进而增大内膜癌的发生概率。除此之外，患者由于不排卵，会造成无排卵性的不孕，同时伴有多毛、痤疮、肥胖等症状。然而这种疾病的危害远不止这些表象，除了对怀孕有影响之外，它引起的肥胖容易导致胰岛素抵抗，发生糖尿病，还容易产生脂代谢的异常以及代谢综合征，是破坏女性健康非常大的隐患。

* 沉默的杀手——卵巢肿瘤

一段时间以来，小李总是感到腹部疼痛，并且有明显的下坠感。一开始只是偶尔难受就没在意，后来疼得越来越厉害，而且月经也特别不规律。于是，她来到医院检查。谁想到，在她的卵巢里竟然被查出了一个肿瘤。这让年轻的小李觉得仿佛天塌下来一般。

专家提示

小李的症状实际上是比较典型的。有些人会发现自己肚子大了、腰围增粗了、摸起来下腹部有瘤子了，有的人会尿频、尿急，个别的会有一些月经的改变。卵巢肿瘤非常不容易被发现，当出现这些症状的时候，已经是相对晚期了，所以很难通过自己的检查去发现早期的卵

多囊卵巢综合征是女性常见的内分泌疾病，患者会出现雌激素分泌偏多、闭经不孕、多毛、痤疮、肥胖等一系列症状。此外，多囊卵巢综合征还会导致子宫内膜癌、代谢综合征等严重疾病。

巢肿瘤。B超检查比较容易发现小的卵巢肿瘤，所以有家族的卵巢肿瘤历史的，一定要定期去医院检查卵巢状况。一般35岁以后每年检查一次，包括妇科的盆腔检查、宫颈的防癌普查以及妇科的B超。

良性的肿瘤经治疗之后会完全好转，对我们的健康不再有任何的影响。而且手术相对简单，恢复也非常快，之后还能维持正常的卵巢功能。卵巢肿瘤越小，保留的正常卵巢组织就越多。但如果是恶性的卵巢肿瘤，其预后就完全不一样。所以要早发现早治疗，如果是晚期，五年的生存率就很低了。

* 预防卵巢老化

一天，于阿姨的女儿打来电话，说是要带于阿姨到美容院去做"卵巢护养"。看到女儿这样孝顺，于阿姨自然是高兴万分。可是，高兴之余，于阿姨却也有不少担心。说是拿什么精油在肚子上按摩按摩，就对卵巢有好处。听说过有按摩放松肌肉的，这卵巢不是长在身体里头吗，就这么按摩按摩真有好处吗？

专家提示

卵巢在子宫里是两个像栗子大小的器官，它在我们盆腔的中间，离腹壁差得挺远的，所以单单这一两次的精油按摩，实际上起不到真正的保护卵巢的作用。长期调整生活方式、精神放松，才是真正好的保健方式。

* 喝豆浆可以保护卵巢

在饮食的过程中如果注意综合营养，会对我们的健康有好处，也会对卵巢有好处。豆浆天然雌激素的含量

卵巢肿瘤的典型症状有：①腰围变粗，下腹部疼痛，摸起来可能有肿块；②尿频、尿急；③月经不规律。卵巢肿瘤一定要早发现早治疗，最好的方法是每年做一次妇科盆腔、B超等检查。

按摩卵巢的方法对护养卵巢是起不到很大作用的。我们可以通过饮用豆浆、补充维生素E、食用雪蛤等方法保护卵巢。在服用补充雌激素的保健品时，必须要注意里面的成分不能是人工雌激素，并且一定要按照说明书定量服用。

相对是比较高的。维生素 E 本身叫生育酚，能在我们卵巢代谢过程中起一定的作用。但要注意补品一定要适量，种类和数量都不宜太多，而且一定要选择清楚标注了成分及营养内容的补品。有些保健品宣传得很好，但里面有可能增加了一些人工的雌激素，大量的人工雌激素对健康甚至可能是有害的。

30 岁以后的卵巢功能减退，更多是对生殖健康有影响。也就是说，30 岁以后产生卵子的质量要下降了。所以对于没有生育的妇女来说，更重要的是要尽早生育；对于已经生育过或者还不打算要孩子的女性来说，最重要的就是调整自己的生活方式：不要熬夜，不要压力太大，注意均衡营养，蔬菜、水果、蛋白质都应该合理摄入。另外，要保持一个适当的体重，太胖、太瘦都会影响女性的内分泌，影响我们整体的健康。现在生活方式变化了很多，大家吃得好了营养跟上了，生活条件好了，都有汽车了，也不愿意去运动了，大家的体重都在增加，体重的增加应该说是影响妇女内分泌的敌人。与肥胖相关的比较常见的一个病就叫多囊卵巢综合征，这个病既影响怀孕，又影响妇女一辈子的健康。

熬夜、压力过大、肥胖等因素都会伤害到卵巢，导致月经紊乱、内分泌失调、不孕等严重后果。因此，保护卵巢，必须要保持健康的生活习惯和均衡的饮食习惯。

第三十四章

女性防病减压宝典

讲解人：丁辉
首都医科大学附属北京妇产医院妇幼保健院副院长、主任医师

丁辉，2009 年 12 月 26 日至 12 月 27 日节目播出，时任首都医科大学附属北京妇产医院副院长。

* 压力过大对女性健康有何影响？
* 女性减压方式有哪些？
* 女性更年期体重增加是正常的吗？
* 更年期要如何补钙？

现代，女性压力越来越大，压力给女性带来了什么？如何调整好心态？如何给压力做减法？面对更年期，如何平稳度过？首都医科大学附属北京妇产医院妇幼保健院副院长、主任医师丁辉教您学做减压女人，坦然面对更年期。

* 减压方法一：心理减压

心理减压关键在于对于事物的正确认知，很多不良的情绪是自我不断施压而产生的，而非真正外界给予了压力；适度的休闲，感受大自然的气息，对于舒缓压力会起到很好的作用。

减压首先要有一个积极的认知状态。第一，要认识世界、欣赏世界，说好话办好事，善待大家，善待自己。第二，每周必须要有一次休闲活动，休闲和放松是非常重要的。有的时候压力不是来自外界，而是来自本身。人在不同阶段有不同的压力这是很正常的，但是要懂得释放压力。

* 减压方法二：食物减压

减压重在一些小技巧。人的营养、运动和睡眠永远

不能少。人体的压力产生和免疫大军溃败都是由于体内酸性物质过多，所以要多吃碱性食物，比如有机蔬菜、水果。粗粮中有许多维生素，也建议多吃。如果今天压力特别大，这一周都感觉不舒服，那下一周就都要吃素食。

多吃碱性食物和素食是调节心理压力最好的食疗方法。

* 减压方法三：充足睡眠

大约有 30% 的人有经常性的失眠，还有一部分人是中长久性的失眠。按照自然规律，太阳出来了就要起床；太阳落山后时间不久，晚上 10 点多就要睡下。建议中午睡一觉，晚上 11 点以前一定要休息。

偏头疼患者，长时间找不着原因，有可能是因为熬夜太多，睡眠质量没有得到很好的保障。要注意每周的放松和减压，这是非常重要的。

失眠是亚健康的主要症状之一。要想摆脱失眠的烦恼，建议大家一定要睡午觉，晚上 11 点以前一定要上床休息。

* 减压方法四：深度冥想

冥想的过程是：深呼吸以后，脑子里不要想事，然后停留 6 秒，慢慢地把气从腹腔呼出去。每天要练习 10 分钟以上。与压力相处，要"坐"掉压力。每天要在一个幽静的小房间里，慢慢地入境，慢慢地吸气，慢慢地从腹腔呼出去，这时心脏有一个图像，会显示成为正弦曲线。

深呼吸，停留 6 秒，把气慢慢从腹腔呼出，每天练习 10 分钟以上，坚持 6 ~ 10 周，就可以缓解心理压力。

* 压力对女性健康的影响

现代职业女性角色非常多，压力也非常大，而且是多重压力。当压力来的时候会有烦恼、沮丧，烦恼和沮丧会带来失眠。两三天的失眠没有关系，但是不要时间太长，否则会损害身体健康。遇事一定要把问题想通了，想它的源头。另外，要学会爱别人，欣赏别人，善待他人。

压力无处不在，要适时地调整自己，以乐观、积极的态度面对生活、享受生活，远离疾病的困扰。

当然，首先要善待自己，善待自己以后才能善待别人。

* 体重增加是更年期妇女的正常表现

女性更年期一个比较典型的症状是体重增加，此时的脂肪在人体中尤为重要。如果过度减肥而缺乏脂肪，反而会对健康不利。

更年期是青壮年进入老年的一个过渡期，它是一个正常的生理过程。从临床医学研究的历史来看，70%的女性在更年期没有明显的症状，30%的女性有一些或轻或重的症状，有的还会有血压的变化。所有的雌激素、孕激素都与胆固醇有关，胆固醇的产生可能伴随产生一些高脂肪，所以更年期女性可能会变胖。这种机制实际上对身体起一个保护的作用，让人顺利度过更年期。所以脂肪是转换雌激素的一个很好的场所。

* 更年期如何补钙

更年期补钙很重要。补钙也是有讲究的，要根据自己身体的情况，量体裁衣，进行针对性的补钙，才能达到预期的效果。

更年期时雌性激素下降，导致钙的代谢也下降，进而容易导致骨质疏松。这时需要适度地补钙，可以适当吃点钙片。钙片只有30%左右的利用度，如果胃肠不好或者肾脏有问题不宜多吃，可以通过食物来补钙。

食补以及药食同源的草药也可以用一些，但是这些都应在医生的指导下来服用。另外要适当地运动，不可过度。最后一定要定期地检查身体，一年一次，有疾病的人要到正规医院治疗。

第三十五章

抓住隐形的女性健康杀手

讲解人：段华
首都医科大学附属北京妇产医院妇科微创中心主任、主任医师

* 宫颈癌早期有症状吗？

* 怎样才能及早发现癌症？

* 哪些人是宫颈癌的高发群体？

导致女性高发癌症的真凶到底是什么？预防癌症，我们该如何保护自己？首都医科大学附属北京妇产医院妇科微创中心主任、主任医师段华教您保护自己的健康。

* 宫颈位置很隐秘　发病不易被察觉

子宫位于女性盆腔的最下方，它的形状像一个倒置的梨，宫颈癌就是发生在子宫颈的癌症。因为它位置特殊，在女性的体内非常隐蔽，发生病变时不易及时发现。宫颈癌是女性恶性生殖道肿瘤里发生率最高的肿瘤，并且死亡率也非常高，是需要引起女性警惕的一种癌症。

* 宫颈癌早期没有特殊症状

44 岁的王女士身体很好，没有任何的不适，连续几年单位给女职工体检，她都认为自己妇科没有毛病，所以没有参加。前一段时间一次妇科检查，结果使她大吃一惊，医生告诉她，她得了宫颈癌，还好是早期，有很大的治愈机会。王女士简直不敢相信自己的耳朵。没有任何的症状，怎么也会得上宫颈癌呢？

宫颈癌早期并没有特殊的表现，少部分患者早期可能会有白带增多或者分泌物里带有血丝，这些和一般炎症很相似，没有疼痛，不会影响正常生活，所以一般很容易被人忽略。宫颈癌仅靠症状是不能够辨别的，一定要到医院接受正规的检查才能发现究竟是炎症还是癌症。

* 不紧张也不放松　正确对待妇科疾病

刘女士是公司的秘书，最近她发现自己的白带明显增多，而且有异味，内裤上经常是湿湿的感觉。她开始频繁地换洗内裤，但是时间长了，内裤都洗完了，还是觉得湿湿的。她不停地换护垫，到了后来连护垫都不够用了，她不得不用上了卫生巾。而且她还发现自己的白带带有血丝，感觉到外阴瘙痒，肚子老是觉得有点坠胀，不舒服。

刘女士的症状主要是分泌物增多，同时她还有下腹坠胀，这些是临床上常见的妇科炎症的症状。早期的宫颈癌没有典型的症状，晚期的症状又会比炎症更严重。

出现类似上面的症状，一定要避免两种心态：第一不要自以为是炎症，就不去检查；第二不要自己怀疑是癌症，就非常恐慌。要正确地对待，及时到医院接受检查，然后根据检查的结果接受治疗。

* 出血是宫颈癌晚期的主要症状

55岁的杨大妈，去年刚刚绝经，但是令人奇怪的是，断了一年的月经，最近又来找她了。难不成是返老还童，自己又年轻了？杨大妈还觉得挺高兴，可是这次的经期

宫颈癌的初期往往没有什么表现，很容易被忽视，等出现了明显症状后，往往病情已经发展到晚期，增加了治疗和治愈的难度。

特别长，稀稀拉拉的就没断过，虽然量不大，但是隔一两天来一点，也是不太正常的。为了解除自己的疑问，她找到了医生，可是在一番检查之后，医生却叫来了她的家人，原来杨大妈患上了宫颈癌，而且已经是晚期了。

专家提示

绝经以后再次出血，首先要警惕的就是癌变。早期的宫颈癌并不明显，不易发现。但是到了晚期的时候，癌细胞增生非常快，会在宫颈上形成菜花一样的增生。这些组织团块供血丰富又很脆弱，稍微碰一下就会出血，所以导致一些绝经后的患者，忽然又开始出血，但是，并不是绝经以后再次出血都是癌变。

癌变的增生组织供血丰富，导致晚期宫颈癌患者容易出血，但是出血量开始并不大，特别是绝经后的妇女，一旦出现点点滴滴的长时间出血，就要警惕宫颈癌的发生。

* 其他的妇科疾病也会引起出血

绝经以后再次出血有几大类情况。第一大类是非器质性病变，比如内源性激素的变化。这种激素的变化会引起绝经以后子宫内膜的增殖，造成出血。一些人服用外源性激素，也会引起子宫内膜的增殖，引起异常出血。还有些老年人二三十年前上过宫内节育器，绝经后没及时取出，随着绝经以后子宫的萎缩，也可能会引起出血。

第二大类是良性的病变，比如常见的宫颈息肉、子宫内膜息肉、子宫肌瘤等。一些功能性的肿瘤会分泌一些激素，也会影响到子宫，引起这种出血的症状。

第三大类是恶性肿瘤。所以，绝经以后再次出血的女性老年人，一定要提高警惕，要尽快到医院接受检查。

非器质性病变（包括激素的变化和宫内节育器对萎缩子宫的伤害）、良性肿瘤和恶性肿瘤这三大类都会引起女性阴道出血，所以出现了症状，先不要慌张，查明出血原因，才能对症下药。

* "两癌"筛查 癌症早知道

2008 年 1 月，北京市在全国率先启动了为 40 ～ 60

岁妇女免费筛查乳腺癌，为 25 ～ 65 岁妇女免费筛查宫颈癌的工作，并在 2009 年在全市逐渐推开。为了方便群众接受筛查，在全市确立了 236 家医疗机构承担这项筛查的工作，还确定了 42 家医疗机构为诊断机构，保证筛查出的可疑病例能够得到及时的后续诊断和治疗。

通过宫颈癌的早期筛查，可以使宫颈癌的发病率明显降低。我国筛查的标准是 65 岁以前，66 岁的女性，如果有过三次的 HPV 的筛查是正常的，以后就可以不再筛查，如果之前从来没有检查过，建议最好是接受一次这样的筛查。

HPV 是一种病毒的名字，叫人乳头瘤病毒，实际上是存在于自然界的一种病毒，有 100 多种类型，只要不是高危型的 HPV 感染，一般不会得宫颈癌。即使感染了高危型的 HPV，也不一定会得宫颈癌。一般在 8 ～ 10 个月内，人体的免疫机制可以对病毒进行清理，但是如果重复地感染，或者感染病毒很多，人的机体不能够清除掉时，就有可能发生宫颈癌。

HPV 可以通过性生活传染。如果有反复的感染，尤其是不同类型的 HPV 反复感染，有可能引起宫颈的癌变。"两癌"筛查的主要目的，第一是要发现 HPV 感染的高危人群，特别是重复感染的人群；第二是要及早观察、控制，因为从 HPV 感染到宫颈癌这个过程需要 10 ～ 15 年的时间，过程非常长，早发现可以早控制；第三是要及时发现已患病例。

*定期体检能让宫颈癌无处可逃

小王在前段时间的"两癌"筛查中，查出自己患有宫颈癌前期病变，正准备要宝宝的她焦急万分，经过进

人乳头瘤病毒就是导致宫颈癌的病毒，而且这种病毒通过性生活传播，但是只有长期接触到这种病毒，才有可能导致宫颈癌的病变。而"两癌"筛查就是通过检查体内是否有人乳头瘤病毒，提早发现癌变，并及时治疗。

一步的化验检查，医生告诉她，由于发现得比较早，可以采用保守治疗的方法，做个小手术，只切除宫颈局部有病变的组织。现在，小王不仅生下了健康的宝宝，而且也躲过了癌症。

专家提示

已经有性生活的女性，都应该进行宫颈癌的筛查，一般一年要做一次，如果连续两年筛查结果都是正常的，可以隔开一年，然后再去做一次检查。如果在筛查时发现了单纯的 HPV 感染，第一不要恐慌，第二不用治疗，要动态地去观察能不能清除。

* 女性五六十岁是宫颈癌的高发年龄

HPV 感染，多是在年轻时感染，感染之后往往在体内持续存在，同时引起这些组织细胞慢慢向癌症转化，真正转变成癌往往在五六十岁。导致宫颈癌的因素有很多，比如早婚、早育、性生活中不采取保护措施等都有可能引发宫颈癌。

女性五六十岁往往是宫颈癌的高危年龄，女性早婚、早育、无保护性交都有可能引发宫颈癌。

在"两癌"筛查时，发现 HPV 感染之后不要恐慌，这也不能确诊为是癌症，还要等医生进一步确诊。

第三十六章

女性的难 "炎" 之隐

讲解人：段华

首都医科大学附属北京妇产医院妇科微创中心主任、主任医师

* 阴道炎的典型症状是什么？

* 阴道炎症容易向周围器官蔓延吗？

* 妇科炎症会引起不孕不育吗？

让人难以启齿的妇科炎症找上门来，我们该如何应对？预防炎症的高发和复发，平时的生活都有哪些误区？首都医科大学附属北京妇产医院妇科微创中心主任、主任医师段华教您保护健康，摆脱炎症的困扰。

* 痒是阴道炎的典型症状

身为公司白领的小王最近工作不在状态，经常丢三落四，为此她没少挨领导的批评，同事们也纷纷关心她的处境，帮她分析出错的原因。可是只有小王知道，自己是因为下身瘙痒得厉害，痒得忍受不了，总想去挠，可是部位又很敏感，小王只能经常去卫生间解决，弄得她干什么都心烦气躁，根本静不下心来，这才导致她的工作连连出错。

专家提示

下身瘙痒是阴道炎的典型症状。阴道和上面的宫颈、子宫以及盆腹腔是相连通的，这是女性孕育孩子的通道，所以叫生殖道。阴道炎症包括生殖道的炎症，生殖道的

炎症往往最早期的就是阴道里的炎症。首先是分泌物增多，在分泌物的刺激下就会引起瘙痒，而且往往带有异味，另外一些人的阴道还会出现烧灼样或者针扎样的疼痛。

* 阴道炎症容易向周围器官蔓延

阴道炎症如果没有得到及时的控制，有可能会向周围的器官蔓延，比如它会感染到尿道，出现尿疼、尿急，甚至还有可能出现血尿。炎症也会顺着子宫进入腹腔，引起腹腔炎症，出现肚子疼、坠胀，甚至还会有腰酸等不舒服的感觉。炎症如果进入人的血液循环中，就会引起全身的感染，病人会有高烧、寒战等表现。

* 所有年龄段的女性都有可能得阴道炎

女性生殖道在体表看不到，但是它既有温度，又有湿度，同时又不通风、透气，所以这个环境往往容易感染炎症。幼女虽然没有性生活，但是幼女阴道的黏膜都非常稚嫩，抵抗能力很弱，所以也会患阴道炎。而老年人因为卵巢功能已经萎缩了，阴道的黏膜也会容易受到病原菌的侵犯、侵蚀而感染炎症。

* 妇科炎症会引起不孕不育

小李结婚五年了，可是一直没有怀上孩子，一家人急得不得了，小李夫妇也是四处求医。医生检查说她和丈夫都没有生育疾病，不要着急，以后会有孩子的。但是这一等五年都过去了，小李的肚子一直没有动静。现在回想起来，刚结婚的时候小李患过一次阴道炎，从此以后她一直受这种疾病的困扰，常常不知道什么时候就

由于阴道的位置特殊，如果阴道炎治疗不及时，还会蔓延到周围的器官，引发其他的炎症，甚至引发全身的病变。

又出现了瘙痒、白带增多的情况。难道就是这种疾病让她怀不上孩子的吗？

专家提示

阴道的炎症向上走会影响到子宫内膜。子宫内膜的炎症会影响受精卵的植入，有的阴道炎症还会引起输卵管黏膜的炎症。在正常情况下，受孕的过程是在输卵管里进行的，在输卵管里精子和卵子相遇，结合成受精卵，然后再顺着输卵管跑到子宫腔里边，才能够在这里边生长发育宝宝。如果输卵管有炎症，就会出现两个问题：第一个问题是可能受精卵不能在这里受孕；第二个问题是会引起输卵管阻塞，精子和卵子就不能结合。

* 乱用药容易导致病情加重

李女士今年 50 岁了，最近她总觉得下身瘙痒难耐，由于李女士工作很忙，家里孩子老人也都离不开她。最初她买了洗液洗了几天，可是效果并不见好。后来她又买了电视里经常做广告的妇科药，但是吃了几天还是痒得厉害，弄得她是吃不香睡不着。最后，她不得不来到了医院。

专家提示

许多人有妇科炎症不愿意去医院看病，自己买点药用，症状反而越来越严重，甚至会反复发作。这是因为症状相同的阴道炎症也可能是不同的病原菌导致的，所以对阴道炎一定要对症治疗。

一些女性朋友可能一听是炎症，就赶紧吃抗菌素。口服抗菌素是全身用药，不仅仅杀灭外来的病原菌，同时连阴道里正常寄生的菌群也给灭掉了。这样外来的病

女性得了妇科炎症以后，如果得不到及时的治疗，炎症会延伸到子宫内膜，导致受精卵不能着床；或者引起输卵管的阻塞，导致精子和卵子无法结合。这些都会导致女性不孕不育。

出现白带增多、异常出血等症状，有可能会导致不孕不育，也有可能是患有肿瘤。但是，单凭症状并不容易判断疾病的类型，还要到医院做正规的检查，才能对症下药。

原菌就可以长驱直入，引起比较严重的感染。

*增强抵抗力是最好的预防疾病的方法

月经期是一种特殊的生理期。这时的宫颈口是开放的，容易受外界病原菌的入侵。此时人体的抵抗能力和免疫功能是下降的，容易受到感染。再有月经期时盆腔里会充血，所以肚子会坠胀，不舒服。这时一定要注意经期卫生。对于年轻的女孩来讲，经期最重要的是保暖，因为保暖可以增强自身的抵抗能力，主要就是为了防止生病。

第三十七章

远离"良性癌"

讲解人：段华
首都医科大学附属北京妇产医院妇科微创中心主任、主任医师

＊ 子宫内膜异位症的典型症状是什么？

＊ 子宫内膜异位易导致不孕不育吗？

＊ 子宫内膜异位症会复发吗？

子宫内膜异位症为什么被称为最难治的一种"良性癌"？这种不致命的癌有哪些症状？我们如何排查和判断？疼痛、不孕不育，面对这些痛苦我们该如何应对？首都医科大学附属北京妇产医院妇科微创中心主任、主任医师段华教您在生活中保护自身健康。

＊进行性疼痛是子宫内膜异位症的典型症状

今年 28 岁的小敏每到月经期都会感觉到下腹疼痛难忍，月经来潮的一两天里疼痛得更加厉害，月经后期疼痛不减，经常是面色苍白、恶心、呕吐，有的时候吃止痛药也不能够缓解。本以为结了婚就不会疼了，可是结婚都两年了，痛经不但没有缓解，而且还迟迟怀不上孩子。夫妻俩很是着急，来到医院检查，经过妇科检查，医生最后诊断为子宫内膜异位症。

专家提示

正常的子宫内膜应该在子宫腔里边，异位是子宫腔

里的内膜跑到子宫以外的地方生长，就会引起一系列的症状。目前子宫内膜异位的原因还不明确。

子宫内膜异位症的典型症状是进行性的痛经，主要是在月经期有很严重的下腹疼痛，而且疼痛可能会进行性地加重。但并不是所有子宫内膜异位症的病人都会有这种进行性的疼痛加重。症状可以表现出各种形式的疼痛，比如下腹坠胀的疼痛、腰酸、性生活时的疼痛或者肛门坠胀等，又或者是长期慢性的盆腔疼痛，伴有腰酸、肚子坠等，这些表现统称为盆腔疼痛。不一定非要表现在月经期，其他时候的疼痛也可能是子宫内膜异位症。

子宫内膜异位症是本该长在子宫内的子宫内膜长到了子宫以外的地方，导致经血无法正常排出，从而引起女性经期下腹疼痛、腰酸等症状。

* 子宫内膜异位症会出现巧克力囊肿

巧克力囊肿是子宫内膜异位症中的一种病理改变。正常子宫内膜跑到子宫腔以外去生长，这时卵巢当中就会形成一种囊肿。因为子宫内膜的作用就是每个月经期时剥脱出血，形成月经。子宫内膜跑到子宫腔以外也会出血，但是血液只能在局部区域积攒，在体内长期受体温的作用就会变黑，形成一种像巧克力一样的物质。疾病本身与巧克力之间并没有关系。

巧克力囊肿只是子宫内膜异位症的出血沉积出现的巧克力样的病理改变，与巧克力本身无关。

* 子宫内膜异位症容易导致不孕不育

子宫内膜异位症最主要的症状，一个是疼痛，另一个是不孕。正常的内膜跑到子宫腔以外就会引起盆腔内环境的改变，引起盆腔局部的免疫功能的降低、免疫状态的紊乱。另外，它会引起器官功能的改变，比如输卵管的粘连、扭曲、变形，进而就会影响到生育。同时，由于子宫内膜异位症会在卵巢上形成囊肿，影响卵巢的功能，卵巢不能够排卵，也会影响到受孕。

* 微创镜是确诊子宫内膜异位症的唯一办法

微创镜手术是在肚脐周围开一个 1 厘米的小口，将一个长杆状的望远镜通过脐孔插入肚子，观察盆腔里的各种改变。如果有病变，还可以在下腹部开一个 5 毫米的小口，通过一些微型器械进行治疗。

* 子宫内膜异位症易复发

39 岁的王女士去年年底刚刚做了子宫内膜异位症的微创手术，切除了囊肿。在手术之后她按照医生的要求打针吃药，但是由于工作太忙了，一直没有到医院复查，直到今年 5 月，在经期她的肚子又开始出现严重的腹痛现象，她这才不得不再次来到医院。医生告诉她，她的子宫内膜异位症又复发了。王女士很郁闷，自己做什么都是按照医生的要求，为什么还是会复发呢？

专家提示

子宫内膜异位症是弥漫性的病灶，一次手术并不能把所有的病灶都拿走。而且它是一种激素依赖性的疾病，和卵巢功能有很重要的关系，只要卵巢有功能，这种病就有可能发生。手术当中可能有一些微小的病变肉眼都看不到，手术后由于卵巢能够分泌激素，受激素的作用，留下来的病灶还会再长，所以就造成了复发。

* 生育是防止子宫内膜异位症的有效方法

生育是防止子宫内膜异位症的有效方法。在怀孕期间月经停止，同时也就抑制了刺激内膜增长的激素的分泌。因为子宫内膜异位症引起不孕的患者，在手术后帮助患者怀孕是最好的预防方法。目前医生有很多方法帮助患者怀孕，已经生育过的女性要通过药物来抑制体内的激素水平。

子宫内膜异位症与卵巢功能有关，容易再次复发，生产是防止子宫内膜异位症的有效方法。

* 长期的子宫内膜异位症会导致免疫疾病的发生

王女士每到经期就很痛苦，肚子疼不说了，每到经期大便就明显地增多，而且外阴部还会出现坠胀、坠痛的感觉，并且这种症状是逐渐地加重，直到经期结束这些症状才能消失，最近她发现自己不仅仅是经期时候不舒服，就连平时也会出现焦虑、忧郁、烦躁及情绪不稳，难道是到了更年期了吗？但是医生告诉她，她得的是慢性疲劳综合征，和她身体内妇科疾病有着很大的关系。

子宫内膜异位症久治不愈，不仅会导致腹痛、不孕不育等，而且容易引发其他的免疫方面的疾病，但是这种疾病通过普通的妇科检查并不容易被发现。

专家提示

子宫内膜异位症也会对人的免疫功能造成破坏，使免疫功能降低，容易引起其他的疾病。

* 经期性生活和遗传都会导致子宫内膜异位症的发生

子宫内膜异位症的病因并不明确，所以只能从多个环节进行预防。经期性生活会使经血逆流，也会造成子宫内膜异位。所以尽量不要在经期有性生活，还要避免在月经期做剧烈的运动，剧烈运动可能会使子宫收缩，增加经血进入盆腹腔的机会。另外，子宫内膜异位症有遗传倾向，直系亲属中有此症状，自己也应多加预防。

第三十八章

女性健康宝典

讲解人：吴玉梅
首都医科大学附属北京妇产医院妇瘤科主任、主任医师

* 雌激素水平对于女性健康来说有多重要？
* 骨质疏松易找上哪个年龄段的女性？
* 女性雌激素减少易患上什么病？
* 绝经过早或过晚都不好，多大年龄最合适？
* 雌激素长期刺激乳房会引起乳腺癌吗？
* 威胁女性健康的第二大杀手是什么？
* 绝经期以后的妇女容易患上哪种癌？

对于女性而言，激素水平是影响健康的重要因素。女性体内除了雌激素之外，还有孕激素和少量的雄激素，其中，雌激素对女性的健康非常重要。如何通过调整雌激素使女性永葆健康？首都医科大学附属北京妇产医院妇瘤科主任、主任医师吴玉梅为您讲解女性的健康宝典。

* 中年女性易骨质疏松源于雌激素水平的变化

王女士今年57岁，刚刚退休，按理说，是到了颐养天年的时候了，可她这6年却一直遭受脚痛的困扰。疼痛令她每天最多走二三百米。原来，2003年，当时的王女士还没有退休，在一次外出途中，她发现自己的左脚疼

了起来。就这样又坚持了20多天，虽然她的疼痛减轻了不少，但是脚却一天一天肿了起来，由于工作忙，直到肿胀得非常严重了，才去了医院。在医院，大夫对王女士进行了X线摄影检查后，诊断她的脚发生了骨折。而这次骨折，恰恰是由骨质疏松导致的。

专家提示

王女士发生的骨质疏松，是围绝经期（更年期）女性常见的一个症状。因为雌激素的作用，对骨的质量有非常好的保护作用。在绝经期以后，由于雌激素的减少，出现了骨矿物质与骨基质比例失调，导致骨质含量的下降，也就是骨矿物质的丢失，这个丢失大多数是在绝经以后的五年之内会更明显。在这个时候很容易发生骨折，有的人脚稍微崴一下、稍微碰一下就骨折。更年期骨质疏松，不是说到了老年，到了60岁以后才会出现的一个症状，它可能在卵巢功能开始衰退的时候，也就是说从三十几岁以后，这个改变就会逐渐形成。

女性在三四十岁以后，卵巢功能开始下降，雌激素随之减少，骨质含量逐渐下降，进入绝经期后，很容易出现骨质疏松，发生骨折。

骨密度是反映人体骨矿物质的一个参考指标，所以到了围绝经期（更年期）这个年龄段，需要检查骨密度。另外还要检查内分泌的水平，包括雌激素以及其他的激素。在绝经以后，骨矿物质的含量一般是每年丢失3%～5%，在刚刚绝经的头五年，丢失的量是最大的，也是最快的。雌激素的减少，可能会导致一些相应的症状。

* 更年期症状与激素水平有关

张女士今年 51 岁，5 年前，开始出现潮热、心烦、头痛的症状，终日吃不香也睡不好，为此她苦恼万分。最近这一年张女士的症状更加明显，甚至出现了抑郁的倾向，单位的同事都为她担心，可是每当年轻的同事想关心张女士时，却又常常遭到她的白眼。一到这时候，好心没得好报的同事也总是忍气吞声，而怒气冲冲的张女士事后也总是后悔。自己这究竟是怎么了？

专家提示

女性在这个年龄段会表现出一系列症状，如潮热、心烦、头疼、抑郁等，这就是雌激素减退的主要症状。同时在体内内分泌的变化是非常复杂的，除了卵巢分泌雌激素之外，甲状腺、肾上腺、胰腺这些腺体也参与内分泌的改变。女性绝经以后，甲状腺功能也相应会有减退，所以在这个年龄段除了潮热盗汗等症状之外，可能还会表现为情绪低落。这是甲状腺功能低下的一个表现。

除了这些症状之外，很多女性朋友在更年期时出现体重增加的情况，这是一个非常普遍的现象。不少人都会觉得并没有吃多少东西，和过去是一样的，而体重却不停增长，比原来胖了，尤其主要表现在腹部。这也和雌激素减少后脂肪代谢减慢，容易造成腰、腹部的脂肪堆积有关。

> 女性进入更年期，随着雌激素的减少，脂肪代谢减慢，容易造成腹部和腰部脂肪堆积。

* 雌激素减少导致女性心血管病多发

雌激素对女性的心脏、血管都有一定的保护作用，雌激素一旦减少，就可能会引起心脏的冠状动脉硬化，血流灌注不足，进而发生冠心病。女性往往在更年期之后，患冠心病的概率大大增加，实际上跟雌激素水平也是有关系的。

另外，雌激素对血管也有影响，雌激素水平的变化可能会使血压不稳定，一下子就可以升到 200/100 毫米汞柱的状态。雌激素对维持女性血管的弹性起着非常重要的作用，雌激素的减少可能会导致女性动脉硬化，这时血管的弹性会下降，血管的调节功能就受到影响，会表现为血压不稳定，忽高忽低。

女性进入更年期，随着雌激素的减少，血管弹性下降，会出现血压波动大，血压过高或过低的现象。

* 绝经早晚都不好　50 左右属正常

其实绝经早也不好、晚也不好，平均年龄是在 50 岁绝经正合适。绝经早可能会带来一些问题，因为绝经就意味着雌激素水平的下降，就会出现相应的症状，更年期会提前到来；而绝经晚，因为雌激素过多的刺激，又会导致相应的疾病，包括 些良性或恶性的肿瘤。因此，50 岁左右绝经是正常的。

* 大豆异黄酮可以预防雌激素的减少

经常有人会听到这样的说法：喝豆浆可能会引起乳腺癌。于是，有好多的人就不敢喝豆浆了，觉得豆浆是非常危险的。实际上豆浆含有大豆异黄酮，这个成分起到的是类似雌激素的作用，它可以缓解因为雌激素减少而引起的症状。所以对于女性同胞而言，到更年期的阶段适当地喝一些豆浆是有好处的。

雌激素是引起乳腺癌很重要的一个因素，但是豆浆内的大豆异黄酮和人体产生的雌激素是不一样的。人体内的雌激素在绝经以前是由卵巢分泌的，绝经以后主要是通过肾上腺，用另外一种雄激素，通过脂肪作为加工厂，

豆浆中的大豆异黄酮，是一种植物类的类似雌激素，与导致子宫内膜癌的雌激素不同，不会致癌。

加上一种酶的催化作用，产生一种雌激素。这种雌激素长期刺激容易导致子宫内膜癌，或者是乳腺癌。豆浆含有的大豆异黄酮，是植物类的，它仅是类似雌激素的作用，不会致癌，而且它的作用只有我们人工合成的或者是体内雌激素作用的千分之一，非常微弱。

* 多喝豆浆到底好不好

王女士平时很注意保养，为此买了一台豆浆机。为了喝上营养丰富的豆浆，王女士从不怕麻烦，每天早上都会做出一大壶浓浓的豆浆，这一习惯已经坚持了半年多了。和她一样，人到中年的李女士一直担心自己出现骨质疏松，不但每天都喝奶、吃补钙食品，还经常买些钙片来吃。她们都认为这样可以补充雌激素，有利于自己的身心健康。那么这样做能达到她们的目的吗？

专家提示

一般来讲，建议豆浆一天就喝一杯，也就是500毫升之内。豆浆和牛奶都是每天饮食当中不可缺少的两种营养品，但是豆浆不能取代牛奶，牛奶里面也有丰富的营养，最重要的还有补钙的作用。

人在任何一个年龄段都需要补钙，但是女性在不同阶段补钙量会有所不同。比如在青春期，正好是生长发育的时候，这时候补钙的量应该是每天800～1000毫克；在女性妊娠期的时候，因为有宝宝同时要发育、生长，这时候需要补钙的量也是比较高的，要求一天在1100～1500毫克；到了60岁以后，进入了老年期，这时候每天的补钙量要大于1500毫克。一般的人群，每天补钙的量大约在600毫克，所以喝牛奶、豆浆都是需要的。

* 滥用雌激素的后果

张女士的女儿郭女士最近很苦恼，她虽然才 30 岁出头，可皮肤已经开始变得粗糙。有一天朋友给她出主意，说雌激素能使皮肤光洁、有弹性，于是她开始偷偷服用母亲的雌激素。然而，好景不长，就在郭女士洋洋得意的时候，一件意想不到的事情发生了！她已经三个月没有出现月经现象了，医生通过 B 超检查发现，她的子宫内膜比正常情况增厚了 12 毫米，并且内膜呈现不正常的灰白色，部分地方还有息肉突起。这些都显示郭女士的子宫内膜异常增厚。

专家提示

对于年轻的健康女性而言，要想让自己更美，大可不必去使用雌激素。雌激素是在出现雌激素减少的情况下才可以用，比如像内分泌失调当中的雌激素和孕激素比例失调，或者是某一种激素的增高或减少。这样的情况一定要到正规医院进行合理的治疗。假如在不该补充雌激素的情况下滥用雌激素，对将来的影响是非常大的，有可能增加乳腺癌和子宫内膜癌的风险。

更年期要不要补充雌激素，还得因人而异，因为每个人在绝经期的表现是不一样的，有的女性在绝经期以后没有特别明显的变化，完全可以不用。医生进行激素替代治疗，仅仅是用在有症状的女性身上，而且是非常谨慎地应用。

* 雌激素长期刺激乳房会引发乳腺癌

根据北京市妇幼保健院统计，从 2009 年 4 月 16 日"两癌"筛查工作全面启动，截至 2010 年 11 月 30 日普查结束，全市 25 ～ 65 岁的妇女接受免费筛查子宫颈癌，共有 679722 人次。其中，40 ～ 60 岁的妇女进行免费筛查乳腺癌，共筛查 517968 人次。确诊子宫颈癌 57 人，乳腺癌 176 人，卵巢癌、内膜癌等其他妇科恶性肿瘤 23 人，诊断出宫颈癌前病变 749 人；还检查出阴道炎、子宫肌瘤、卵巢肿物、乳腺增生、乳腺纤维腺瘤等良性疾病 400461 人次。

年轻的女性体内雌激素水平是比较高的，可是到了老年，雌激素水平是在下降的，反而容易得乳腺癌。从女性青春期就开始有雌激素的分泌，到性成熟期、围绝经期（更年期），一直到绝经期，卵巢分泌的雌激素才逐渐减少、停止。但是在绝经以后又有脂肪转化来的雌激素的作用，最后积累到一定的年龄开始发病。乳腺癌随着年龄的增长，发病率仍然是比较高的，到七八十岁仍会有发病的可能。

预防乳腺癌首先要有规律的生活，每天要进行一定强度的体育锻炼。通过运动，不仅可以减肥，同时也能使雌激素的水平下降，减少乳腺癌的发生机会。另外要注意饮食的调节，高动物蛋白、高脂肪、低维生素的饮食要尽量调整为多吃新鲜蔬菜、水果，少吃肉。女性生育以后，一定要进行母乳喂养，而且要大于 6 个月。

* 有氧运动是缓解更年期症状的法宝

建议更年期的女性朋友进行有氧运动，一般每天运动时间要大于一个小时。每周要进行 3 ～ 5 次这样的运动，才能起到控制体重的效果。健身还强调"交替健身"，也就是说运动要有多样性，可以动与静交替。如跑步或者是快慢交替，也就是慢跑之后走一走，再或者是上下交替，如上下肢的运动交替等。要进行全方位的有氧运动。

第三十九章

破解人体"方程式"

讲解人：王树玉

首都医科大学附属北京妇产医院生殖医学科负责人、主任医师

* 高危人群需做的产前诊断是什么？

* 唐氏儿智力低下有哪些表现？

* 荧光原位杂交技术有哪些优越性？

微小染色体，深藏大奥秘，生育一个健康的宝宝是所有家庭共同的心愿，那么如何减少不健康的孩子出生？如何节约产前诊断检查的时间成本？首都医科大学附属北京妇产医院生殖医学科负责人、主任医师王树玉为您解答。

* 孕中期唐筛与唐筛染色体的奥秘

当胎儿发育到 14～20 周时，医生首先要进行产前筛查。产前筛查就是将孕妇母亲的外周血，进行 2～3 个指标的检测。通过这个指标，结合孕妇的年龄、孕周和体重情况，给孕妇进行一个风险评估。这个评估把人群分为两群，其中一群是低危人群，另一群是高危人群。高危人群有患 21 三体综合征的风险，这类人群应该进行产前诊断。筛查首先去除的就是综合征的孩子，他是多了一条 21 号染色体。染色体每一个人有 46 条，正常的男性是 46 条，XY，正常的女性是 46 条，XX，而 21 号染

色体，每个人都有 2 条。当宝宝多了一条 21 号染色体，会变成一个先天的智力低下的孩子。

三体综合征是一个先天的智力低下的病症，又称"唐氏综合征"。无论是中国人还是外国人，无论是男女还是老幼，凡是多了一条 21 号染色体的都叫它国际面容。这是一种特殊的面容：耳位是低下的，鼻梁是扁平的，眼距是比正常人增宽的，小孩经常容易伸舌，因为他的舌体是胖大的，伸出来比较舒服，在伸舌的过程中有流涎的症状。

唐筛是"唐氏综合征筛查"的简称，孕妇一般是在孕 16 ～ 20 周之间做该项检查，主要是筛查先生性染色体是否异常，如果医院有条件，孕妇还是应该进行筛查。特定的检查是由医院的条件和孕妇本身两个情况决定的，每个孕妇都应该经过一次筛查。

* 新技术助阵产前诊断

荧光原位杂交技术为分子生物学与细胞遗传学的结合，是一种检测染色体异常的新技术。与传统的产前细胞遗传学诊断方法相比，它简便、快速，获取标本后 24 ～ 48 小时出结果，比传统核型分析所需时间 10 ～ 14 天明显缩短，并且检测成功率、灵敏度及特异性高。荧光原位杂交技术在基础医学、临床遗传病检测、产前诊断、生殖医学及肿瘤遗传学等领域，显示出重要应用价值，拓展了检测范围。

如果确实查出来是唐氏综合征的孩子，建议孕妇去引产，如果养育一个不健康的孩子，给家庭和社会会带来很大的负担。如果还想要下一胎，仍然要进行产前诊断。

第四十章

找回丢失的雌激素

讲解人：阮祥燕
首都医科大学附属北京妇产医院内分泌科主任、主任医师

* 女性更年期症状与什么因素有关？
* 补充雌激素可以缓解女性更年期的痛苦吗？
* 体内缺乏的雌激素可以从食物中获取吗？

失眠、心慌，为何会让她难以承受？痛苦的根源浮出水面，竟然是小小激素惹的祸。这是每个女性都会遇到的问题。如何找回丢失的雌激素，让痛苦远离？首都医科大学附属北京妇产医院内分泌科主任、主任医师阮祥燕为您详细讲解。

* 45 ~ 60 岁是女性更年期

女性的更年期一般是 45 ~ 60 岁，这个阶段都算是更年期，但是如果从卵巢的功能减退就开始计算，有人把这个年龄段定义为 35 ~ 59 岁。这个时期是每个女性都要经历的一个自然的生命过程，但是到了更年期，并不是说所有的人都有很明显的症状。

* 更年期会导致女性严重失眠

更年期说起来简单，实际上它影响女性从头到脚、从外向内的各个系统，不是仅仅的一个不来月经的问题。轻则可能影响生活质量，如有些人出现潮热出汗；重则

表现为严重的失眠，有些人可以持续几年、几十年。有些人出现得比较早，有些人出现得比较晚，这取决于卵巢功能衰退的情况。

* 更年期会影响女性身体的各个系统

绝经之后女性的皮肤会变得褶皱，血液循环系统可以引起血压的波动，心慌、心悸，同时会出现面红潮热，有的会出现眩晕。还有就是泌尿生殖系统方面的影响，比如阴道、尿道的萎缩。阴道萎缩，黏膜皱襞变薄，这样容易反复出现感染。还有女性非常常见的像精神、神经方面的问题。曾经有一个人带着他的妻子找到阮大夫就诊，丈夫说他妻子是精神病，领她到精神医院看又不是，但是她又会出现多疑、抑郁、焦虑、爱发脾气、失眠等症状，平时惹不起。还有就是很多女性在快要绝经的时候，会出现月经方面的问题，月经开始变得不规律。很多人认为更年期这种乱经是正常的，然后就不去管，不到医院看，这是一个严重的误区。长时间大量的出血，可能导致贫血、严重贫血甚至失血性休克，危及生命。如果是小量的长期出血，也会引起生殖道的感染。所以无论如何，如果更年期出现月经的改变，是常见的现象，但不是正常的现象，一定要去医院寻求治疗。

* 内分泌雌激素六项是判定更年期的必要检查

内分泌雌激素六项，可以判断月经紊乱、潮热出汗或者失眠、血压波动是不是和绝经有关系。

卵巢功能的减退，会导致雌激素水平下降，进而引起更年期的一系列不适症状。

* 雌二醇和促卵泡素是判定更年期的主要因素

雌激素是六项其中的一项，主要能够测定的是雌二醇，还有促卵泡素、促黄体生成素，这两项是判断患者到底是不是绝经的重要指标。正常的育龄女性的雌二醇，在月经的前几天还是比较低的。如果需要判断她的雌激素低不是绝经引起的，那就还要测其他的几项，结合前面的促卵泡素和促黄体生成素水平来综合判断。

* 补充雌激素可以缓解更年期的痛苦

雌激素的补充应因人而异，比如根据患者的年龄、体质、血压、血脂、血糖的情况，以及是否希望来月经，由医生来制订方案。如果子宫已经切除，那单纯补充雌激素就可以。还有患者希望来月经，感觉这样年轻一点，医生会给她方案让她能恢复月经。总体来说，还是希望通过这种个体化的调节，来改善甚至完全控制患者很多不舒服的症状，并且没有出现新的副作用，达到这样的效果就是最好的方案。

* 正确地补充雌激素不会带来患上肿瘤的危险

如果合理地运用雌激素，风险是非常低的，应该说很安全。如果滥用，确实会增加患乳腺癌、子宫内膜癌以及血栓的风险。如果你有子宫，单纯补充雌激素，不加孕激素，这种情况下患子宫内膜癌的风险会增高。如果本人有乳腺的高危因素存在，而去盲目地补充雌激素，这样乳腺癌的风险有可能增高。所以在补充之前一定要

进行一个全面的检查，看看需不需要补充。不是人人都
能够补充的，它有个时间窗的问题，开始补充的时间非
常重要。时间窗就是你在绝经 10 年之内或者在 60 岁之
前开始进行补充，一般来说这是比较安全的一个时间范围。

* 全面检查对于补充雌激素人群很必要

每年要进行一次全面检查，医生和患者要一起进行
评估，到底得到的是利益高于风险，还是风险高于利益。
如果你得到的好处远远大于您可能面临的风险，医生还
是建议继续补充。

如果有不舒服，可以随时调整方案，每年评价一次。
这样的方法可以连续运用，用二三十年都可以。

* 体内缺乏的雌激素无法从食物中获取

天然的雌激素是来源于植物的，而饮食方面摄取不
了天然的雌激素。所以我们说的从食物中获取雌激素，
实际上是摄入类雌激素物质。如大豆含有大豆异黄酮，
它能够起到这种类雌激素的作用。饮食方面还是应该
均衡饮食，各种饮食都应该摄入。每天多摄入几种粗
粮、水果、蔬菜，还有豆制品。另外就是情绪的控制，
要多参加一些正面、积极的活动，得到一些阳光的信息；
也可以到公园里唱唱歌，这也都是非常健康的。最后
是合理的运动，做做瑜伽，练练太极拳，这些都有利
于更年期各种症状的改善。

*生活方式的改变配合雌激素的补充 让更年期远离

生活方式的改变，也可以提高生活质量，减缓各种更年期症状。激素治疗对于各种慢性病的发生，对血脂的改变、体重的改变、脂肪含量的改变，都是要好于单纯生活方式干预这种方式。合理的饮食运动和生活方式的改变也能够起到很好的辅助作用，再加上合理的激素补充，既可以改善症状，又可以防止各种慢性病发生。

第四十一章

"男"言之隐

讲解人：伍学焱
中国医学科学院北京协和医院内分泌科主任医师

* 男性更年期的症状有哪些？
* 男性补充雌激素也可以减少骨质疏松的发生吗？
* 哪些方法可以缓解男性更年期的症状？

　　一般男性到了 50 岁以后，雄性激素的机能会逐渐衰退，出现男性更年期。与女性更年期相比，男性更年期的症状十分隐蔽，在不知不觉中危害着男性的健康。男性出现更年期的原因是什么？又该如何治疗和预防？中国医学科学院北京协和医院内分泌科主任医师伍学焱为您解答。

* 男性更年期的病因

　　54 岁的程先生正准备回家吃午饭。为了能多活动活动，他并没有坐电梯，而是选择走楼梯。可就在上了三层楼以后，他突然感觉左腿膝盖一阵隐痛，又上了几级台阶，疼痛还是没有消失，他原地站着休息了片刻后疼痛才有所好转。可是自从他这次左腿膝盖出现疼痛以后，同样的疼痛感在他走楼梯的时候时常造访。之后，程先生来到医院进行常规体检，当检查到骨密度值这一项时，医生告诉他，他的骨密度已经到了减少区间。而令程先生不解的是，去年体检时他的骨密度还处于正常范围，前年更是在骨密度偏高的区间里。这短短三年的时间，骨密度如同下台阶般一路下滑。除了骨密度值这项指标以外，程先生的促甲状腺素也偏高，正常范围是0.35～5.50，他的这一项超出了一点点，达到了5.506。警觉的程先生猜想着他的身体可能出现了什么状况。

专家提示

骨密度低可能导致腿部疼痛。骨密度低跟年龄有关，随着年龄的增长骨密度会下降，骨骼的脆性增加容易骨折，在活动时也会感到关节疼痛。女性到了50岁左右，即45～55岁这么一个范围就会突然不来月经，出现更年期。与之相对应，男性也会有这么一个时期，但跟女性有一定区别，女性更年期之后没有生育能力，男性生育能力也不是保持终生的，医学上称为雄激素部分缺乏，也称为迟发性的性腺功能减退症。迟发性不是到一定年龄之后迟发，而是发现得比较迟。这有两方面的原因：一方面，男性有病不舒服总是自己扛着；另一方面，男性的更年期跟女性不太一样，女性的更年期就好像蹦极一样，症状突然就出现了，而男性性激素水平下降，生育、生殖能力下降，好像走平缓的山坡，由于比较平缓，大部分人可能感受不到不适的症状，就像温水煮青蛙，渐变缓慢的变化不太容易感受到，等到受某些因素影响时，症状才能明显。男性更年期相对比较隐蔽，有症状的只占30%。

骨密度下降可能与男性更年期有关，男性更年期也称为雄激素部分缺乏，或是迟发性的性腺功能减退症，因为男性不舒服时大都选择自己扛着，并且男性性激素水平下降缓慢，症状隐蔽，只有30%的人会出现症状。

* 维生素D、钙和雌激素能减缓骨质疏松

程先生的骨密度值的缓慢降低原来与他的雄性激素分泌下降有关系。为了减缓骨质流失的速度，避免引起骨质疏松，医生建议他每日服用钙片并配合维生素D，促进钙质吸收。如今的程先生除了补充钙片以外，还在饮

食上更加注意，每天喝牛奶。但是他还心存疑虑，思量着自己是否需要通过补充激素的方法来帮助他平稳度过特殊时期。

专家提示

程先生有很明显的骨质疏松，要补充钙和维生素 D。钙摄取后不一定能被自己吸收，维生素 D 可以促进吸收。至于他的雄性激素水平，虽处在正常偏低水平但还在正常范围内。男性体内的雄激素，最主要是来自睾酮，睾酮通过一个酶，能够把雄激素转变为雌激素。对于男性来说，雌激素也是非常重要的。如果男性体内没有雌激素，或者说雌激素不能发挥作用，也会加速骨质疏松。男性更年期跟骨质疏松是有关联的，跟女性一样，男性的骨密度也跟雌激素有关系，雄激素能够变成雌激素作用于骨骼。当男性体内雌激素不能从雄激素转变而来，或者雌激素不能发挥作用，病人会有非常明显的骨质疏松。另外，随着更年期雄激素水平的下降，男性身体的组成成分会发生改变。雄激素能使人肌肉强健，肌肉与骨质疏松也是有关联的，如果说肌肉很强健，给关节骨头很强的刺激，也不容易骨质疏松。

男性更年期雄激素下降，导致雌激素的缺乏，这会加速骨质疏松。如果激素水平在正常范围，可以针对骨质疏松进行治疗。雄激素正常，会使男性肌肉强健，更利于骨骼的保护。

* 男性更年期的运动缓解法

程先生从小就喜欢运动，中学时候酷爱踢足球，身体底子一直不错，但是随着工作越来越忙碌，运动渐渐也顾不上了。直到他 50 岁的时候，他开始打太极拳，将定期运动重新提上了日程，每天都坚持练上半小时。如今程先生打起太极拳来招式绵绵不断，每一个动作都圆柔连贯，强健体魄的同时心境也更加平静了。

运动可以缓解更年期的症状，调节情绪，令人放松，进而减少刺激性物质的释放，比如激素。人紧张时，会释放肾上腺皮质激素，它能引起腹部肥胖，如果过量，可能导致骨质疏松。运动一定要量力而行。

专家提示

运动能缓解更年期症状。运动是很好的调节情绪的方式，因为它能使人放松，把紧张的物质给排泄出去，减少刺激性物质的释放，比如激素。人紧张时会释放肾上腺皮质激素，肾上腺皮质激素会使我们的身体发生改变，能引起腹部的肥胖。大量的肾上腺皮质激素，会使我们骨头变得很松。为了缓解症状，大家可以选择散步等，但不管哪一种运动，都要量力而行，不要过度。比如说快走，要选择比较平坦的路面。运动的量达到微微出汗，稍稍有一点喘气，不影响跟别人说话即可。这样既锻炼了身体，也不会给身体带来损伤。

第四十二章

迈过男人那道坎儿

讲解人：李宏军

中国医学科学院北京协和医院泌尿外科主任医师

* 男性更年期为何容易被忽视？
* 男性更年期综合征有哪四大典型症状？
* 平稳度过更年期靠什么？

实际上，与女性一样，男性也有更年期。几乎每个中老年男性都要经历更年期，男性更年期进展十分缓慢，不易觉察，但又严重影响男性的生活质量。那如何才能早期发现男性更年期综合征，又如何预防和治疗呢？中国医学科学院北京协和医院泌尿外科主任医师李宏军帮助广大男性迈过男人那道坎儿。

* 男性更年期更易被忽视

2009年7月,66岁的佟先生感到身体渐渐出现了不适，起初是失眠，经常整宿整宿睡不着觉，随后又感觉到自己心慌得厉害，来到医院检查没查出什么毛病。可是让人没想到的是，佟先生的这些症状没有好转，其他一系列的症状又接踵而至，呼吸困难、消化不良，甚至吃东西的时候都没有唾液，还总爱出汗，血压也开始忽高忽低。随着佟先生病情的发展，家人发现他的性格也开始有所转变，以前爱说爱笑的他，现在总把自己关在房间里，什么人都不想见，甚至连他最疼爱的孙子、孙女他也不爱搭理。佟先生不明白自己这到底是怎么了。

专家提示

佟先生这种症状属于男性更年期综合征。大众对于男性的更年期认识是比较肤浅的，尽管50年以前就曾经有人提到过男人也有更年期，但是没有引起重视，而且男人自身也不愿意承认。不承认，不代表更年期就不找上门。男性更年期综合征严重影响男性的生活质量。佟先生的症状属于比较重的，更严重的患者是整个身体衰竭，吃不好饭、睡不好觉，心脏不舒服，呼吸系统出问题，骨关节疼痛，浑身都不舒服。男性更年期综合征的患者被症状折磨，但又不知道求医问诊，找不到合适的大夫，在更年期无法愉快地度过，甚至有人以自杀来结束痛苦。

男性更年期多发生在40～70岁，发病率最高的在50～60岁。女性更年期发展急剧，男性更年期发展过程缓慢。女性的卵巢衰竭是短时间内功能迅速衰竭，而男性与女性的卵巢相对的是睾丸功能，睾丸分泌的雄激素的下降是逐渐的。男性的体能、生理上的一些功能的下降也是逐渐的。女性更年期是"跳悬崖"，是短时间内突然绝对的雌激素的低下，而男性更年期像下山坡一样。这造成两者临床上的差异显著，女性短期内可能出现一系列的症状，而男性的症状是逐渐的。实际上，男性在30岁之后，体内的雄激素就开始走下坡，但直到40岁以后，下降才变得明显。大多数男性在40岁以后才会有明显症状，如身体不舒服，容易疲乏、出汗，心情不好；在五六十岁，症状更加明显，绝大部分症状严重的病人都在这个年龄段。不是所有的男性都有明显的症状，只有部分男性会出现更年期症状。调查研究显示，仅有30%～40%的男性可能出现不同程度的症状。

由于睾丸功能逐渐下降，男性也出现更年期。男性更年期多发生在40～70岁，发病率最高的是在50～60岁。只有30%～40%的男性在40岁以后才出现不同程度的症状。男性更年期综合征严重影响生活质量。

＊ 男性更年期的症状和检查

电视台的记者随机找了 10 位年龄在 50 ～ 65 岁的男性朋友。在 10 位接受调查的观众中，有 9 位曾经存在失眠的情况；经常出汗和血压忽高忽低的各有 5 位；出现过心脏不适和情绪低落的各有 3 位；存在食欲不振、手脚发凉和四肢疼痛的各有 6 位；曾经有 1 位出现过易怒恐惧的心理变化。这只是调查了 10 位男性朋友，他们就存在着许多和佟先生一样的症状，那么他们出现的症状是否是男性更年期的表现呢？

男性更年期综合征是一个综合的疾病，它有四大典型症状：第一是体能、体力的下降，包括容易出汗、乏力等；第二是精神神经系统症状，比如记忆力减退、容易发脾气；第三是全身的系统疾病，比如心慌、骨关节疼痛；第四是性功能问题，男性从四五十岁开始出现性欲低下等症状。男性更年期综合征也可能出现不明原因症状。如果病人患有其他疾病，比如高血压、糖尿病，这两种疾病都有明确的诊断标准，更年期综合征可能相伴。假如身体出现自己无法调整的明显不适，比如心慌和不明原因的恐惧感，到医院检查心电图没有问题，血压也不高，可通过血检、尿检诊断男性更年期综合征。另外，还可以测定激素、排查前列腺等，比如前列腺指检、前列腺特异抗原检测。

＊ 男性更年期的病因和治疗

经过检查，佟先生的雄激素数值在 4.9，处在正常范围内，不属于雄激素下降导致的更年期症状，而是由人整体机能的功能下降和心理的变化等多种因素共同造成的。医生针对他的情况，为他制订了一套个性化治疗方案，并针对他出现的失眠多汗、食欲不振等情况给他提出了许多改善症状的非药物治疗建议。

专家提示

男性更年期综合征是由综合因素造成的。只有1/4左右的患者的病因是雄激素低。除了雄激素之外，还有雌激素、泌乳素、褪黑素以及内分泌的原因，也包括精神心理问题、饮食和生活方式等的因素，以及来自家庭和社会的负担和压力，这些都可能是引发更年期综合征的原因。

男性朋友在日常生活中保持均衡饮食的情况下，适量多吃一些肉类、蛋类和海鲜等食物，这些食物都是人体生成雄激素的必备原料，对男性平稳度过更年期有一定的帮助，同时要少吃辛辣的食物，不要饮酒。家人的照顾对病人康复十分重要。药物治疗通常两周后有明显效果。

针对佟先生的病情，治疗的方案是控制夜间的排尿、改善食欲、调整睡眠，缓解盆底骨骼肌肉的痉挛和肌肉疼痛并综合用药。男性更年期通常治疗两周后有明显效果。服用药物开始可能出现严重的副作用，比如服药后更加不舒服。从生理上讲，药物一周起效，两周效果会很明显，这是药理作用决定的。非药物治疗也有助于平稳度过更年期，生活方式、饮食结构和病人的精神状态相比药物治疗更加重要，尤其是家人和社会对病人的理解和照顾。在饮食上可以多吃一些西红柿，西红柿对男性非常好，它富含多种维生素、微量元素，有抗氧化作用。菌类蔬菜有抗癌作用，茄子含铁等金属元素对男性十分有利。如果完全吃素，有可能导致雄激素生成的原料缺乏，肉类和蛋类对于男性来说，是雄激素的合成必备食物，但需要注意摄入的量。中老年男性应尽量少吃辛辣食物、少饮酒。饮酒、过度食用辣椒都可能影响前列腺，导致中老年人排尿困难。